生死學叢書 傅偉勳 主編

死而後生

田代俊孝 編
吳村山 譯

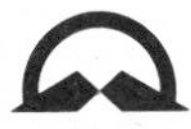

東大圖書公司

國家圖書館出版品預行編目資料

死而後生／田代俊孝編，吳村山譯. --
初版. --臺北市：東大發行：三民總
經銷，民86
面；　　公分. --(生死學叢書)
ISBN 957-19-2137-8 (平裝)

1.宗教療法　2.臨終關懷　3.生死觀

418.982　　　　86009347

國際網路位址 http://sanmin.com.tw

ⓒ死而後生

著作人　田代俊孝
譯者　吳村山
發行人　劉仲文
著作財產權人　東大圖書股份有限公司
發行所　東大圖書股份有限公司
地址／臺北市復興北路三八六號
電話／五〇〇六六〇〇
郵撥／〇一〇七一七五──〇號
印刷所　東大圖書股份有限公司
總經銷　三民書局股份有限公司
門市部　復北店／臺北市復興北路三八六號
重南店／臺北市重慶南路一段六十一號
初版　中華民國八十六年九月
編號　E 19032
基本定價　肆　元
行政院新聞局登記證局版臺業字第〇一九七號

ISBN 957-19-2137-8 (平裝)

「生死學叢書」總序

兩年多前我根據剛患淋巴腺癌而險過生死大關的親身體驗，以及在敝校（美國費城州立天普大學宗教學系所講授死亡教育(death education)課程的十年教學經驗，出版了《死亡的尊嚴與生命的尊嚴——從臨終精神醫學到現代生死學》一書，經由老友楊國樞教授等名流學者的強力推介，與臺北各大報章雜誌的大事報導，無形中成為推動我國死亡學(thanatology)或生死學(life-and-death studies)探索暨死亡教育運動的催化「經典之作」（引報章語），榮獲《聯合報》「讀書人」該年度非文學類最佳書獎，而我自己也獲得「死亡學大師」（《中國時報》）、「生死學大師」（《金石堂月報》）之類的奇妙頭銜，令我受寵若驚。

拙著所引起的讀者興趣與社會關注，似乎象徵著，我國已從高度的經濟發展與物質生活的片面提高，轉進開創（超世俗的）精神文化的準備階段，而國人似乎也開始悟覺到，涉及死亡問題或生死問題的高度精神性甚至宗教性探索的重大生命意義。這未嘗不是令人感到可喜可賀的社會文化嶄新趨勢。

配合此一趨勢，由具有基督教背景的馬偕醫院以及安寧照顧基金會所帶頭的安寧照顧運動，有了較有規模的進一步發展，而具有佛教背景的慈濟醫院與國泰醫院也隨後開始鼓動臨終關懷的重視關注。我自己也前後應邀，在馬偕醫院、雙蓮教會、慈濟醫院、國泰集團籌備的臨終關懷基金會第一屆募款大會、臺大醫學院、成功大學醫學院等處，環繞著醫療體制暨醫學教育改革課題，作了多次專題主講，特別強調於此世紀之交，轉化救治(cure)本位的傳統醫療觀為關懷照顧(care)本位的新時代醫療觀的迫切性。

在高等學府方面，國樞兄與余德慧教授（《張老師月刊》總編輯）也在臺大響應我對生死學探索與死亡教育的提倡，首度合開一門生死學課程。據報紙所載，選課學生極其踴躍，居然爆滿，出乎我們意料之外，與我五年前在成大文學院講堂專講死亡問題時，十分鐘內三分之一左右的聽眾中途離席的情景相比，令我感受良深。臺大生死學開課成功的盛況，也觸發了成功大學等校開設此一課程的機緣，相信在不久的將來，會與宗教（學）教育、通識教育等等，共同形成在人文社會科學課程與研究不可或缺的熱門學科。

我個人的生死學探索已跳過上述拙著較有個體死亡學(individual thanatology)偏重意味的初步階段，進入了「生死學三部曲」的思維高階段。根據我的新近著想，廣義的生死學應該包括以下三項。第一項是面對人類共同命運的死之挑戰，表現愛之關懷的（我在此刻所要強調的）「共命死亡學」（destiny-shared thanatology），探索內容極為廣泛，至少包括（涉及自殺、死刑、安樂死等等）死亡問題的法律學、倫理學探討，醫療倫理（學）、醫院體制暨醫學教育改革課題探討，（具有我國本土特色的）臨終精神醫學暨精神治療發展課題之研究，老齡化社會的福利政策及公益事業，死者遺囑的心理調節與精神安慰，「死亡美學」、「死亡文學」以及「死亡藝術」的領域開拓，（涉及腦死、植物人狀態的）「死亡」定義探討，有關死亡現象與觀念以及（有關墓葬等）死亡風俗的文化人類學、比較民俗學、比較神話學、比較宗教學、比較哲學、社會學等種種探索進路，不勝枚舉。

第二項是環繞著死後生命或死後世界奧祕探索的種種進路，至少包括神話學、宗教（學）、文學藝術、（超）心理學、科學宇宙觀、民間宗教（學）、文化人類學、比較文化學，以及哲學考察等等的進路。此類不同進路當可構成具有新世紀科際整合意味的探索理路。近二十年來愈行愈盛的歐美「新時代」（New Age）宗教運動、日本新（興）宗教運動，乃至臺灣當前的種種民間宗教活動盛況等等，都顯示著，隨著世俗界生活水準的提高改善，人類對於死後生命或死後世界（不論有否）的好奇與探索興趣有增無減，我們在下一世紀或許能夠獲致較有「突破性」的探索成果出來。

第三項是以「愛」的表現貫穿「生」與「死」的生死學探索，即從「死亡學」（狹義的生死學）轉到「生命學」，面對死的挑戰，重新肯定每一單獨實存的生命尊嚴與價值意義，而以「愛」的教育幫助每一單獨實存建立健全有益的生死觀與生死智慧。為此，現代人的生死學探索應該包括古今中外的典範人物有關生死學與生死智慧的言行研究，具有生死學深度的文學藝術作品研究，「生死美學」、「生死文學」、「生死哲學」等等的領域開拓，對於「後傳統」(post-traditional)的「宗教」本質與意義的深層探討等等。我認為，通過此類生死學的種種探索，我們應可建立適應我國本土的新世紀「心性體認本位」生死觀與生死智慧出來，有待我們大家共同探索，彼此分享。

依照上面所列三大項現代生死學的探索，這套叢書將以引介歐美日等先進國家有關死亡學或生死學的有益書籍為主，亦可收入本國學者較有份量的有關著作。本來已有兩三家出版商請我籌劃生死學叢書，但我再三考慮之後，主動向東大圖書公司董事長劉振強先生提出我的企劃。振強兄是多年來的出版界好友，深信我的叢書企劃有益於我國精神文化的創新發展，就立即很慷慨地點頭同意，對此我衷心表示敬意。

我已決定正式加入行將開辦的佛光大學人文社會科學學院教授陣容。籌備校長龔鵬程教授屢次促我企劃，可以算是世界第一所的生死學研究所(Institute of Life-and-Death Studies)之設立。希望生死學研究所及其有關的未來學術書刊出版，與我主編的此套生死學叢書兩相配合，推動我國此岸本土以及海峽彼岸開創新世紀生死學的探索理路出來。

一九九五年九月二十四日傅偉勳序於
中央研究院文哲所（研究講座訪問期間）

「生死學叢書」出版說明

本叢書由傅偉勳教授於民國八十四年九月為本公司策劃，旨在譯介歐美日等國有關生死學的重要著作，以為國內研究之參考。傅教授從百餘種相關著作中，精挑二十餘種，內容涵蓋生死學各個層面，期望能提供最完整的生死學研究之參考。傅教授一生熱心學術，對推動國內的生死學研究風氣，更是不遺餘力，貢獻良多。不幸他竟於民國八十五年十月十五日遽爾謝世，未能親見本叢書之全部完成。茲值本書出版之際，謹在此表達我們對他無限的景仰與懷念。

東大圖書公司編輯部　謹啟

序

人會死亡是古往今來不變的事實，但人類對死亡的態度卻隨著時世而改變。現代科技的驚人發展，帶來了生活環境的舒適與便利，人們似乎陶醉在忽略死亡的「生之文化」當中。

但是，乍看繁華鮮麗的現代社會背後，像環境污染、食品公害、交通事故、自殺以及癌症、愛滋病、高齡化等問題，這種種現象將死亡問題攤在我們眼前，也確是不容辯解的事實。

在當前這種狀況之下，有心人士（尤其是佛教徒站在佛教的立場上）所倡導的安寧照顧性質(hospice)的安養院(vihāra)運動，更是提出大量涉及醫療與宗教的問題，正到處受到人們熱心的期待而如火如荼地推展著，這是一件頗值我們加以注意的事。

同朋大學副教授田代俊孝先生，身為佛教真宗的學者，在東海地方率先致力於今日這種嚴肅的課題，於去年七月創設「探討生死問題研究會」，迄今每月例行的研究會也已開辦了八次，讓多數的市民們能持續地參與學習。

「從死之中所探討的是什麼？」不論在哪裡都成為主體性的問題，受到田代先生啟蒙的學生一心期盼它成為人們共同的課題，那種真摯的態度令我興起深深的敬意與同感；並且，由於先生的這種運動是構成同朋大學佛學系骨幹之真宗教化學的一項具體實踐，因此大學方面也不吝繼續予以協助。

本研究會舉辦的活動具有各種課題目標，此次是將迄今為止例行聚會的演講錄彙集刊行，作為本會活動的初步成果。本書的一貫主張在於「探問死便是探問唯一能回答死的生」，這正可說是田代先生創會的旨趣吧！希望在這層意義上，大家一齊來加以熟讀玩味。

最後，期望本研究會今後踩著更加穩健的步伐邁進不已！

同朋大學校長　池田勇諦

一九八九年五月二十日

死而後生

目次

死而後生的探索

正視死亡更能充實生命。

為了充實自我的人生，也為了能與面臨死亡的人心靈共鳴，共同超越死亡的痛苦，我們實應認真探索死亡，並進而了解生命的真諦。

探討生死問題研究會（毘訶羅研究會）

① 死與生的探討
——問題的提出

田代俊孝

今天承蒙很多人來參加聚會，非常感謝！這讓我更加痛感這個問題的重大與我們肩負的責任。本會在創立時分發給諸位的小冊子上也已記載了，而最近高齡化社會問題以及對於癌症或愛滋病患者的死亡告知等問題都已成了重大的社會問題；另外，還有死刑犯的問題以及器官移植、腦死等涉及生命尊嚴的種種問題。如今，關於「死與生」的這個主題，無論我們願不願意，都已是擺在眼前的課題。若試著加以思考的話，此一課題豈不是會衍生宗教或哲學、倫理等問題嗎？

若看看我們日常所處的狀況，第一點是生命的尊嚴豈不是在人性的物質化與物質的人性化之中正逐漸流失嗎？

這是好像謊言的真話：有位小孩在百貨公司買到一隻獨角仙，那隻甲蟲在他的戲弄折磨之下死蹺蹺了，於是他對母親說：「媽媽，電池沒電了！」的確，在此對生命的那種尊重已消失看不見了。還有，機器人已進入了產業界，而人類本身則被編入經濟機構之中，在這種情況下，生命在經濟性價值觀的衡量之下愈發喪失它的尊嚴性。

在醫院的治療現場，我也聽過各種傳聞。有位病人罹患不治之症，被送進醫院，於是被當成急病患者。這位病患提到，由於他治好了也不能成為社會上有用的人，因此那位主治醫師在態度上不知不覺間還是表現出差別待遇。依此觀點推測，一旦高齡化社會來臨，退休而缺乏生產力的人在其間便可能找不到人性的價值觀來。在這層意義上，便會形成一種人的尊嚴、生命的尊嚴與生命本身物化的狀況。

其次，第二點是把死當成禁忌。我本身也是個僧侶，若參與葬禮，通常接受會葬禮封時會附送一把鹽。用這種鹽來淨除污穢的習俗，在日本是自古以來便存在的。淨土真宗似乎原本沒有這項禮儀，但這種習俗也滲入淨土真宗而成為多數場合的一項儀式。為何在我們的父親、母親、祖父、祖母逝世時，非把這種死亡看成禁忌而加以避諱不可呢！不是寧可認為逝世的人們在臨終呈現他們的身體來教導我們「死」與「生」的事情嗎？僧侶自身主持葬禮儀式的意義，在於因為那種葬禮儀式本身實際上便是思考死與生的場所——是個最大的教育場所。然而，這種場合在現實上已儀式化，並且淪入經濟價值觀之中，而成為並非死與生的教育場所了。身為僧侶的我，在這方面也有需要自我批判之處，因為即使在這種場合也將死看成禁忌。

今天可以說是「第三次宗教興盛」，但是，由於死被當成禁忌而受到排斥，因而那種死亡的不安愈發受到挑撥，我想正因為這樣，所以東京繁華街上才會形成整排屋宇充滿神秘的卜卦算命館子，這種現象的確是排斥死亡而把它當成禁忌才會出現的吧！由此看來，我們把死當成禁忌而加以排斥這一點，實在有重新檢討的必要了。

接著，第三點是命——我們把生命的私有化。從出生之後或自我呈現以前，這原是我們所「蒙受」的生命。可是，附帶肉體與心靈的自我一旦萌芽，便顯出一副生命是自己東西的神色來。而且，一提到人生八十歲等話語，在妄想的驅策下，便認為一直到八十歲生命都是屬於自己所有的。然而，在現實上活著的卻是連明天是否存活都不知道的命。於是那種妄想與現實之間出現差距，對於人的死亡便產生了苦惱。因此，既是該死的人身，命便不是恒常——其實這便是佛教所說生死無常的觀點吧！

以上所說的三點，都提醒我們必須探討所謂的生命或命。就佛教來說，三千年前的古昔，悉達多・瞿曇便能超越生、老、病、死的苦惱。他對生、老、病、死加以追根究柢，生死問題予人帶來苦惱，然而從這一課題獲得覺悟，他便成為佛陀釋尊。因此，在佛教本身當中，便有超越吾人之死的道路。佛學之中無論翻閱哪部經典，目的都是在脫離生死、超越生死，這便是佛教的宗旨及其開展的歷史，一部佛教史便是一部理解與實踐的歷史。因而就此意義來說，希望大家具有從佛教之中尋找出超越死亡之路的志願。

不過，上述所謂的「超越死亡」，並非意謂死後之事，而是在生存的時候解決死的問題，由此超越死亡而開展充實的人生。所以與其說它是生前預先料理死後之事，不如說是在活著的時候解決死的問題，以藉此開展充實的生命。

在號召成立本會的人士當中，有位長年與死刑犯相處的前任監獄官。我曾聽過這位先生提到，接到死刑宣判的囚犯，在面對著即將降臨的死亡當中，日子反而過得一天比一天更充實。可見在解決死亡問題之處，才有真正的生命可言。

日本在平安時代(794～1192 A.D.)興起了臨終時菩薩前來接引的往生思想，說來便是死後有二十五位菩薩前來迎接死者前往西方極樂淨土的一種主張。這種想法在某種層面——亦即在消極性地接受死亡這一層面，我想也自有它的意義。佛教發展到鎌倉時代(1192～1333 A.D.)，我們若瀏覽道元的《正法眼藏》或親鸞的《教行信證》等著述，便可發現人在活著的時候必須超越死亡這件事，再度被當成問題受到討論，因而在這一層面的意義便是：在解決死亡問題之處，才有真正的生命——亦即圓滿的人生。因此，這次才以「死生問題的探討」作為本會的名稱，不只探討死亡，在解決死亡問題之處，乃有真正充實的生命。此一課題若不加以解決，便非得迷迷糊糊地痛苦死去不可。死的問題若能解決，譬如我今年三十五歲，就算生命只活到三十五歲，我想豈不是也能滿足的死去嗎？

從這樣的觀點來研究宗教方面——尤其是站在佛教的立場——的死亡預備教育或安養院(Vihāra)的理論與實踐，同時希望去學習超越我們自身之死的道路，並且可能的話，主動地去學習照顧正面臨死亡人們的方法。這樣的宗旨，便是引起當初創立本會的緣由。

② 安養院的理念與提倡

田宮 仁

致力研究死亡問題

剛才田代先生提到，兒童在百貨公司買來一隻獨角仙，若死了便說：「換電池！」後來究竟怎麼了?事實上，在京都的佛教大學有處四條中心，在那裡舉辦公開講座，我曾經詢問出席者有關獨角仙死後的下落。結果，大部分的人都把死了的獨角仙丟進廚房的垃圾袋裡，只有一位住在公寓的人說到：「公寓上面的階梯沒有泥土，不過卻將牠埋在陽臺的花盆裡。」電池沒電了的感覺，再加上父母把牠丟進垃圾袋裡，這便已經顯示父母沒有親自教導兒童生命的尊嚴。即使沒有庭院也給牠埋在陽臺的花盆土中的父母，他們不用言教而能以實際的行為教導兒童什麼是「生命」。正如結果丟進垃圾袋那樣，漫不經心地對待「生命」，豈不是大多數人會有的傾向嗎？我看這正是現代社會的真實狀況。

且說「安養院的理念與提倡」，正如方才演講者發表的意見所提到的，並非學者的理論而是應該採取行動去實踐的啊！不過，事實上這方面我也是從案頭研究上開始的。有部佛經叫《涅槃經》，是部記載釋迦牟尼圓寂前數月之事的經典。在大學研究院唸書時，田代先生和我等人的指導教授藤原幸章先生曾要我們讀一讀《涅槃經》，便讀了這部佛典。那是記載釋迦牟尼的最後場面，亦即所謂處理佛陀臨終階段(terminal stage)的經典。在研究這部經典時，佛教本來的理想狀態與目前現實情況的差距，讓我頗為感觸：「這樣就可以了嗎？」的確，頸部以上的腦袋是理解了，可是肌膚的體溫或皮膚的接觸，在這個層面仍未體會。對於真正被煩惱所困的人，如何能夠適應呢？我開始思考這樣的問題，中途便跨入了社會福利方面的探究。

然後我便一直專攻老人福利的問題，不過，老人福利也好社會福利也罷，若談起實際的事務，並不以死亡的事作為問題，終歸是以活著的人為對象。然而要是不問「死亡」的事，那麼「存活」的事豈不是也不明白嗎？天底下有不能安心而死的福利嗎？我便是在這種單純的疑問下轉向老人福利的問題。

在我埋首於書桌上從事研究的期間，不幸兩位女兒與父母雙親相繼病歿，因此和醫療機構發生了種種實際的糾紛，這種遭遇也是引起個人必須探究這方面問題的動機吧！之後實際上是抄捷徑開始涉入這一問題的，可是才剛開始還不算太上路，問題便堆積如山。方才田代先生提到「禁忌」這一話語，然而戰後這一問題——尤其是伴隨這種價值觀的問題，是大家不太想去碰觸的。

話說得有點東一句西一句的，不過，希望大家就照這樣來了解我所要表達的。

「末期」這個語彙，即使聽聽佛教大學之學生們的說法，也幾乎都唸成“Makki”，很少有人唸成“Maggo”的。而臨終照顧(terminal care)的情況便使用「終末」這個語彙，使用終末這個語彙當真合適嗎？它與基督教的終末觀（eschatology，即末世學或終世論）極具關聯性。總之，日文中有關死亡的語彙非常豐富，表現死亡或表現死亡情況的語彙之所以很多，我想便是表示對死特別關心，隨便舉些例子，像「死期臨近」、「臨終之際」、「末期之水」、「全始全終」、「臨終之床」、「終焉之地」、「臨終之痛苦」……等，真是不勝枚舉。以往出現而現在幾乎不用的字眼也不少呢！像「黃泉之國」或「踏上黃泉路」，比較粗俗的說法還有「嗚呼完蛋！」等。

那麼，為何會發生這種種的問題呢？思考起來其中是有若干理由的，不是單獨的而是複合性的理由，而最主要的理由想來便是「宗教與科學」的問題。十七世紀以來發展的近代科學，讓我們委身於人類幸福的應有狀態，然而近年來人們開始重新評量：「這樣當真是對的嗎？」提出這樣的反省應當是由於原子彈爆炸的威力，科學進步的結果說不定甚至會導致地球全體的毀滅。

佛教中有所謂「末法時代」的說法，便有人認為：「當今擁有這種原子彈的時代，不正可說是末法（末世）嗎？」上田三四二先生是位詩人及醫生，寫了一本《今世今生》的著作，他既能吟詠詩歌，卻也是罹患癌症的患者。諸位如果有緣的話，請讀讀這本書，確是一本優秀的著作。

近代科學逐漸進步、發展到現在，前景開始可以看到某些特別的東西，其中之一便有東洋方面的見解與想法，在其根基流動著的便是所謂的「生命」、「宗教」。若只觀看人類生存的結果，便怎麼也無法了解「生存」的根本依據。所謂的科學，它本身是既自由又缺乏方向性的，從事科學的人與科學家是將會受到詢問的。如此一來，便要尋求新的依據。想尋求那種依據時，要以什麼作為基準呢？說來它仍是絕對性的。最容易明白的便是自己出生之後必定會死亡這件事，這是大家一律平等都會遭遇到的。若不把它搞清楚，便會出現「什麼是自己現在的生命？」的疑問。

試以醫療的場合來探討，隨著科學與科學技術的進步，醫學也大有進展，尤其是戰後大約自一九六〇年代以來，更是突飛猛進。支撐這種進步的，便在於科技的昌明，若未伴隨所謂的技術，我想便不會達到這樣的程度吧！那麼，隨著醫學研究的進展，在科學技術——即醫療科技——進步、發展的現在，在臨床的場合能發現什麼呢？出現的景像便是人們常說的「被機器包圍的死亡」。這大致是由於像人工心肺機之類的開發而形成的，腦死的問題也是源於這種機器的開發而產生的；再者，以器官移植來說，若未開發出像環孢多肽(cyclosporin)等各種免疫抑制藥劑，便不可能實施移植手術。

座中有不少人是佛教界的和尚，演說中我偶爾會夾雜一些佛教用語，下面且舉親鸞上人《歎異抄》中的一段話：

如果萌生不當的業緣，便也會做出任何的行為來。

在科技不斷進步之中，便出現人類什麼都能辦到的某種意義的驕傲，然而並不能戰勝壽命或控制壽命，雖說可以延長壽命，卻有它的限度……。

現在，再回過頭來稍微談一下有關科學的話題。科學能用數字、數值來表達，這是它的一項特徵，因此任何人都懂得。宗教方面便不能數值化，因而具有不易像複印那樣傳達給下一位的特性。然而，現代的人們在考量「生命」的時候，把它看成數量性的了，注重的是「生命長度」的數值，眼中所見唯「量」，至於「質」方面，有點棄而不顧了。

每當我遇見醫生時，常問他們說：「醫療的職務不以延長壽命為目的吧！」治癒疾病好讓患者重回社會才是目的。然而，在現實上豈不是產生了目的與手段在中途受到誤解的情形嗎？於是延長壽命當然就成了重要事情。並且，身為醫生的人會以竭盡所能的心情拚命去醫治也說不定，只是如此一來便會形成所謂的過度延命治療的問題。不過，在現實上何種程度才算「過度」，實在很難加以界定。

我想受到過度延命治療而亡故的人們，或者眼看著他們如此景像的家屬們，該會反省：「那樣當真是對的嗎？」這些人豈不是會引燃起有關生死的臨終照顧問題嗎？在現實上，因這樣而亡故的人或他的家屬，在默然無語之中透露了「如此治療是對的嗎？」的質疑。形成我們今天這樣的活動，我想豈不正像那種質問的湧現嗎？至於醫療從業人員當中，也有人產生這樣的感想：「咱們想盡辦法治療病患，可是這樣當真恰當嗎？」

根據一項調查（以護士與醫生為對象），在提出「你要是生病的話，希望進入現在服務的醫院就診嗎？」這樣的問題時，大多數人的回答是：「不，抱歉！」若按照順序來說，愈是大學附屬的大醫院，「哪有的話，不想進入這樣的場所看病！」如此回答者的比率愈高。這究竟是怎麼回事啊？自己儘管在照顧他人，可是就算生病也不願意到自己服務的醫院看病！然而，這便是現實情況——把作為病患讓人看顧當成自己切身問題來考慮時，卻回答：「抱歉！」

這種情況對和尚們來說也是一樣的，問和尚說：「要是你逝世了，假如由你自己來主持葬禮儀式，能放心地前往極樂淨土嗎？」一旦自己現身法事的首座主持自己的喪儀，會陷入沉思的和尚實在不乏其人。由此可見，醫療人員也好僧侶也罷，在適合身分的使命感方面，總不免有些敷衍了事吧！非常認真地去執行所擔任的業務，可是該項業務的本來目的何在——亦即為患者（包括自己也是身為一個人）治病的目的所在，卻已喪失了。

還有一點——這也是經常被人提到的，那便是治療時只注意各個疾病的部位，說得極端一點的話，就是目光所及只見體內細胞而看不到病人全體。事實上，如此「見樹不見林」也是站在科學性的立場必然會導引出來的結果。

雖說如此，並非在批判科學。科學對我們今日的生活的確做出了很大的貢獻，實在非加以感謝不可。然而科學本身既無方向性，也缺乏制動裝置，對此我認為總得設法加上抑制機能才行，並非只是批判而已。

醫療與疾病

醫療與宗教曾經是兩面一體，醫療既是宗教，而宗教也就是醫療。例如以佛教由印度傳入日本的過程來看，起先和尚所從事的也不是有關佛法的傳布；乍然移居到陌生的土地，最初從事的不是醫療活動，便是類似現代所謂的社會工作。其他的人們不禁要發問：「為何那些人分文不取，卻要全心全力地做那種事？究竟為什麼?!」而答案由於是：「其實他們是信仰佛陀，佛陀的教義讓他們自願去做這樣的工作呀！」於是教義的傳布便如此逐漸擴展開來。

韓國有本書叫做《三國史記》，性質類似日本的《古事記》或《日本書紀》，其中記載有關最初出現的佛教僧侶的篇章，便是從治療當時貴族小姐的疾病開始的。其次，我想便是大家耳熟能詳的聖德太子流傳的軼聞，以及大阪市難波區四天王寺裡所創設的四個院舍——此即施藥院、療病院、悲田院與敬天院，創設之初便具有如今日老人之家與老人病院的功能。再者，當日的文獻往往出現「藥狩」之類的用語，意謂前往山野採集藥草，它可說一向是和尚的工作或和尚擔任的職務之一。

可是，隨著社會的逐漸演進，開始出現專業分化的現象，尤其是以日本的社會情況而言，大約自平安時代後期便逐步開始職業的分工。大家熟知的《平家物語》之中「祇園精舍的鐘聲……」那一節裡，平重盛臨終之際「醫師問答」的那一段，約略可知職業正開始分化的狀況。除此之外，再加上其後種種政局的變化，僧侶們便專業化而只擔任佛法的說教、教化職務，逐漸退出具體性實踐的醫療場合。

不過，即使在那樣的時代，仍有和尚擔任像現在之醫療看護關係或臨終照顧的工作，這種情況尤其是淨土系的和尚最為盛行，像「往生院」、「無常院」的設立便是其例，另外還有類似免費投宿的「布施屋」。基督教的收容所(hospice)，大約在十世紀末葉至十一世紀隨著聖地巡禮的盛行而設置的，它本來的立意也是免費投宿的場所，具有上述「往生院」、「無常院」的性質。其後便有所謂的「陣僧」，它指的是戰爭期間從軍的僧侶，西方的牧師(chaplain)原本也是這個意思，參與陣僧的和尚似乎大都來自於稱為時宗的佛教宗派。其後在方法上便舉行「臨終儀節」，歐洲方面稱此為「往生術」或各種其他的名目，主持「臨終儀節」者以淨土系的和尚為主。其後出現的「看病堂」或「涅槃堂」等場所，是屬於禪宗系的，真言宗系的僧侶也設立了類似的堂所。

真正的故鄉、宇宙地帶

其次，關於臨終者的應有狀態——換句話說也就是看待自己本身的死亡，這方面也是混淆不清。人死之後前往哪裡？是化為烏有抑或化成靈魂四處飄蕩？……現在有關死亡的心理準備也是混淆不清。

我在這裡並不想談太多宗教性的事項，不過，諸位在日常生活當中不常提到這類事情嗎？父母、子女或非常親近的朋友、敬愛的先生不幸提前離開人世時，不免要說：「你可要等我啊！」或者自己面臨人生的大限時，與親友訣別時會說：「我們必定會再相見，不是嗎？」「你會來迎接我，不是嗎？」在與親友生離死別之際，不是會產生這類「還能再見」的純樸的心情嗎？它與其用教義來這樣那樣加以解說，我想倒不如訴諸於一刀切入便會流出鮮血的人心之中某種純樸的感情。因此，人若死了，我並不想用頸部以上的邏輯來推論身後的「有」、「無」。

那麼，它將會是怎樣的處所？何以能在那裡重逢？為何能說出「你可要等我啊！」這樣的話來？若指稱那裡是極樂世界或天國淨土，未免流於強詞奪理，我希望避開理論而直說它是「真正的故鄉」。「故鄉」豈不是我們真正回去的地方嗎?不過，年輕的學子們即使用「故鄉」這個字眼來表達，還是不易讓他們了解，他們較常使用「宇宙地帶」這個名辭，這也是手塚治蟲在他的著作《火鳥》之中出現的語彙，若借用這個語彙來解說，被一般人認為所謂新人類的學生們也會稍為思考起這個問題來。要而言之，面臨死亡時的期盼乃實際存在的現實，可是如今面臨死亡時卻充滿太多痛苦的狀況。

護士與病患的關係

這裡有一張折紙（見次頁），在折紙的中間標示著A、B的記號，以A方為病患這一邊，而B方為醫療、看護的一邊，試一試將這張紙正中間X線折上的部分打開看看。

假定在該X線上有個病人，在A方會感到疼痛或各種苦惱；相對於此，B的職業為醫療關係者，具有醫療知識與技術，它與病人的苦惱是處於相對關係。不過，在這種人的相對關係之中，加入像聽診器或注射器等各種器具。從前看病有「觸診」這樣的用語，如今觸診這一部分情況如何呢?豈不是大多變成「機械治療」嗎?!在這樣的情況下，患者與醫療關係者便非常的疏離。將它代換為施主與寺廟的關係，情況也一樣。

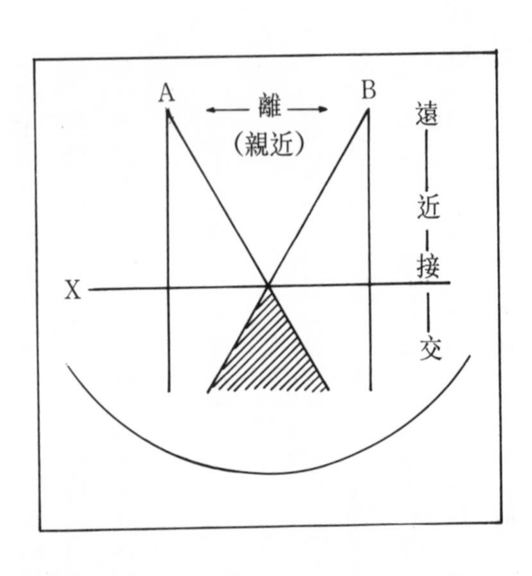

在這一階段，由B方來看，稱呼對方為「患者先生」，而就A方來看，則稱對方為「護士小姐」；若說得稍多一點，便是「○○病房第○號病患」，而A方也只是「那位護士小姐」。病患若是長期住院，由於叫得出護士們的名字，因此便開始以名字稱呼「○○小姐」，如此一來，病房才產生人性的親切，形成人性化的接待方式。由於工作、業務而形成的交往，逐漸變成人與人之間的交往。

這次則從正中間折彎向下打開看看。如此一來，彼此便能稱呼對方為「○○先生」、「○○小姐」，而了解同樣是人類，只因偶然由於某種因緣，不知何時替換成一方為病患而另一方為護士；而且，當了解彼此同樣是人類時，「何以擔任這位病患的看護職務？」這件事本身想來還真不可思議！再者，像臨終照顧那樣，若是接觸到該病患最後留下的某種情景，我想更會格外感到不可思議了。

既是同為人類，那麼試一試把這張折紙交叉處的下面加入共同的語彙看看。如此一來，便出現了所謂同感共鳴的世界。它意謂著什麼呢？就病患方面來說，便是希望早點治好疾病出院，而就護士或醫療關係者這方面來說，也是希望他早日痊癒好重歸社會崗位。一方「希望病好」，而另一方「想要他病好」，彼此便有共同的願望。像那種願望交相一致的臨終照顧便是最讓人期望的，但卻相當不容易達到。人與人之間，安排成A對B這樣相對的形式，我認為難度很高。

因此，將這張折紙的半圓翻轉成朝上的樣子，若在那半圓之處加入「佛陀的願望」這種語彙，那麼無論是病患或護士，雙方都寄託於「希望早點病好」的佛陀之願望。以上說得像俏皮話，不過在彼此寄託共同願望之處，便能互相進行會話、握手寒暄，我期望的便是這樣的場所，而它說出來其實便是「安養院(vihāra)」。

安養院的提倡及其設施的建立

當前的臨終照顧已形成種種問題，人們對於生死問題的關懷正在與時俱增。現在正在醫療機構服務的大多數人們，對此頗為了解，因而懷著希望做到真正理解病患為止的心願，但事實上，由於人力問題、時間的餘裕或工作量的關係而不能辦到。另外，各種醫療設施的設備面也配合不上，有相當比例的護士與醫生們便如此說過：「若有那樣齊備的醫療環境，任誰也辦得到呀！」而就現實問題來說，目前的狀況是辦不到。

然而，實際上所謂的收容所(hospice)乃是以基督徒為主體所開辦的場所，例如本地濱松的聖隸收容所便在附近，他們的所長原先生便常跟我說：「在聖隸收容所裡，進來的人有六成以上是佛教徒！真不知佛教界在幹什麼？」我是個脾氣特好的人，因此只有回答說：「那麼，要組織起來嗎？」毫無跟他一較長短的豪氣。不過，我覺得用「佛教收容所」這樣的名稱是否妥當呢？從歷史背景來看，hospice這個字還是用於基督教較為恰當，輕易將它附會在「佛教」上，便有點像將沙拉醬(mayonnaise)攪拌在飯裡進食一樣，總覺得不太妥當；再者，這樣對基督徒豈不是太不負責任、敷衍塞責嗎？或者，若能認真地去思考日本人真正的臨終照顧的應有狀態，理應更加鄭重地從名稱方面來加以重新思考。

那麼，劍及履及去加以實踐便可以了，但在人世間這方面似乎還需要各種繁瑣的程序，因此要多方面去考量。其實，用「往生院」或「無常院」這樣的名稱便夠湊合，可是，在今天這樣的時代，單只用「往生院」這類名稱，我想恐怕募集不到一百元的捐款吧！對年輕人而言，不使用西洋文字還真不行哩！另外還有一點，“hospice”這個語彙正如「癌」、「死」的字眼一樣，正被賦予某種定型的刻板印象，我想諸位不也是這樣嗎？

實際上，日本現在的情況一年死亡人數總計為七十五萬人，其中大多數為六十五歲以上的老人。一生努力工作，年紀老大而死並未形成問題，方才田代先生也提到了，尤其是罹患癌症尚待返回社會工作崗位的青壯年，可就變成非常的問題了，但對臨死的人難道不該加以一視同仁嗎？尤其是被稱為老人的人們之死亡，更應該被認為是件大事。

與其使用“hospice”這個語彙，不如提倡全新的用辭，希望藉此從新的情勢來思考日本式臨終照顧的應有狀態，因而取名為「安養院」(vihāra)」。

其次，剛才提出「故鄉」這個名辭，當我們把「故鄉」認為是真正回歸的場所時，它就成為「生死觀」的問題。在使用「生死」的說法時，便進入一種屬於價值觀的想法，其中我想宗教這種東西仍屬必要吧！這便是所謂賦予方向的世界。由於需要有所憑藉之處，以我們的情況來說，還是想從蒙受機緣的佛教中去尋求，因而提倡淵源於佛教的“vihāra”（安養院）這個用語。

“vihāra”附帶的含意，初步大致可以舉出三點定義：

第一點，了解生命有限（從結果來看，任何人的生命都有其限度）及其短暫的人，這是個真正在最後一面凝視自己本身（或者能照顧自己本身）一面過活的場所。

第二點，臨終之人自身的願望理應讓它生效，亦即與其聽從家族的意思，不如遵照他本人的意願；與其按照主治醫師的安排，寧可先讓他本人的意思生效。不過，為了達到這樣，需要充分的醫療設施來儘可能加以支援。在hospice或vihāra那裡，豈不是什麼治療也沒有嗎？豈不是只注射止痛劑而後坐以待斃嗎？具有這樣短路想法的人我想不在少數，但若病患本人懷著「請給予延長壽命至最後的治療」的期望，在可能範圍內還是必須做些能夠施予援手的準備。因此，非預備足夠的菜單不可，只是作此選擇的希望是他本人。

第三點，期望認識生命尊嚴的人能聚在一齊。若是讓感覺遲鈍的人看病，那可不知該如何是好！希望身畔有真正賢良的人，能細膩體察足不出戶的病患之心情……。彼此都衷心期望在那兒能同感共鳴的人，住在同一房間委婉地交談寒暄。一提到「神佛」，其餘不需說明也能彼此心領神會。若能辦成這樣的場所，我認為這不是很理想嗎？

我現在思考的便是上述這樣的藍圖，也許有人會認為描繪得太過理想而問：「現實會是如何呢？」但由於不得不與現實妥協之處必定不少，所以希望在起初把理想訂得高一些。

而且，還有這樣的場所與支援它的人才問題，以及方法與理念等問題。

我們經常聽得到「佛教的〇〇」這樣的表現方式，像「佛教的關懷」……。「佛教的」這個「的」字，究竟是啥?像使用這樣的文句：「在安養院(vihāra)實施佛教的照顧。」究竟使用這個「的」字意涵什麼?說得明白些，並無意義。今天出席者之中，也有本身在經營幼稚園之類事業的人吧?在從事所謂佛教福祉事業的場所，時常聽到「遵照親鸞上人的教誨從事佛教的情操教育」這種讚美的說法，可是具體地繼續去加以探究時，其實不過是按照慣例或定期舉辦一些活動、儀式而已，像舉辦「報恩講經會」、「四月八日灌佛會」等，這樣是不行的。若不能從佛教的立場提出辦得到有關接待方式與照顧方法，就不成其為安養院了。事實上，這個方向目前正在開拓之中，像「京都安養院之會」那邊便是一個正在摸索這種方法的所在。

他們在那邊將方才提到的釋迦牟尼之《涅槃經》這類佛經或若干戒律經典等當成教材，不單只是把佛教教義一仍舊貫的發表出來，還正計畫要將經典中所看得到的方法論，透過近代醫學乃至於近代護理學的過濾加以重新編修。

其次，人才的養成也是必要的。它說來相當於基督教的牧師，也就是打算讓病院擁有附屬的僧侶。而最重要的則是引起一般人們、一般市民對安養院的關心，並受到他們的支持。若未受到區域性的、全國性的支持，那可就無計可施了。像今天這樣，「探討生死問題研究會」的組織不斷出現，乃是我們衷心的願望。

安養院的動向

那麼，我將各地安養院的活動狀況向諸位稍作說明。「安養院之會」各地區都有，正在從事的為啟蒙活動或學習、實踐等，它們雖說是「安養院之會」，但在此名義之上都會標上各種名稱，例如像「新瀉縣佛教徒安養院之會」、「京都安養院之會」、「婦女安養院之會」、「東京安養院之會」等，最近還出現若干像「別府安養院之會」這類組織。其中「新瀉縣佛教徒安養院之會」是經常舉辦具體性活動的範例，以下稍微加以介紹。該會並不受拘於宗派的門戶之見，因此大約聚集了八十名超宗派的和尚。以宗派別來說，大多屬於東西本願寺、高田派、佛光寺派及曹洞宗，其後又加入了日蓮宗、真言宗之智山派與豐山派的和尚。上述這些和尚們，現在每月舉辦一次例行聚會（包括讀書會），並且每兩人編成一組從事每月八次的病院訪問或設施訪問。

可是，即使佛教徒方面不請自來的要去醫療關係的秘書室當幫手，這樣還是有些問題存在。讓醫療關係方面的人們參與佛教這方面而學習佛教的事情便很重要，因此便在該會的主持下舉辦「有關醫療、福祉關係者的佛教講座」。這個講座登錄的會員約有一百五十名，但經常出席者約為八十名，與會者大都是護士，這是從去年十月開辦的。

那種醫院有關佛法的開講，最近似乎已進行到病床邊的晤談，這尤其是劃時代的作風，今年四月某家公立醫院、老人之家也開始推行。當今之世標榜政教分離的原則，一般人的看法是：「在公立醫院闡述佛法，真不合情理！」可是對於住在醫院之中的病患及參加講習班的老年人來說，若因住進公立醫院就不可聽聞佛家的教義，那可真豈有此理了。

因此，我在最初便對那些和尚說：「不要過分地只在頭腦上用功，請先在佛法的談話或其他方面進行。」經過歲月歷練的和尚不愧能當場揮毫繪畫，但年輕的副住持們可就顯得過度緊張了。由於是在施主以外的陌生場合發表談話，便拼命埋頭書寫文稿，準備妥當才能出發，而前往當場一看，出現在眼前的可能會是躺在擔架上的傷患、坐著輪椅的病患等一大排這樣的人們，曾有某個和尚看到這種景像，慌張得一句話也說不出口，帶來的文稿竟從膝上滑落了……。當此之時，唯有把自己真正煩惱的心事一骨腦兒照本宣科地訴說出來。在此之前，常說討厭前去的那個和尚，從下次例行聚會開始便改變語氣對會員們說：「諸位，請你們務必前去！」和尚前去那裡並非發表談話，而是自己反過來向病患學習「疾病究竟是怎回事？」向老人之家的老人學習「年老究竟是怎回事？」這些已是諸位知道的事了。

我在佛教徒參與臨終照顧的時候，便認為佛教徒與其為病患做各種事情，不如只從臨終者那兒學習要如何將他本人的一生濃縮為口頭傳述即可。在那裡若想興致勃勃好出風頭地做些必要以上的工作，往後豈不是會成為和尚不良的風評嗎？關於這件事，我想如今實際讓病患進行這一活動的和尚們，便能充分了解。

至於談到為何要成立「佛教徒安養院之會」，方才提到醫院專屬的佛教徒，但一個人不可能一天二十四小時一整年都提供服務，這是人類能力辦不到的事，因此，無論怎樣也必須建立持續性支援的體制。再者，人類各有他的性情脾氣，無論多麼優秀的和尚也會發生「和那個人的性情總是合不來」的情形，由於這個緣故也需要輪替的工作人員。此外，有些非常熱心的信徒會說：「我自己是○○宗派，可是……。」在此情況下，由於派系宗旨的微妙之處不同，患者言下之意還是希望能請來各自宗派的和尚。因此，「佛教徒安養院之會」也具有從事某種社會志工活動的功能。

如上所述，所謂「安養院之會」便是從事於啟蒙活動與學習、實踐活動。而我認為最重要的莫過於這種協會到處出現，好提醒多數的人去真正思考「生命」的問題，希望人們站在這並不是第三者或某人的死亡而是「我的死亡」之立場。在那種場所經常有人提到：「希望護士也能站在對方的立場來加以接待！」然而，人類悲哀的是絕對不可能變成對方，關於死亡也是一樣，人類也不能變成對方而死，不過，慶幸的是那種死亡必定也會降臨到自身，若竭盡所能去思考並非別人而是自己的死亡，那豈不是能產生某些能與對方互相了解的東西嗎？

另外，在那種場所也經常受人質問：「若非佛教徒，是否就不能加入安養院？」並沒有這回事，只是作為安養院的經營理念是以佛教為背景，因此，不論是具有何種信仰的人，若希望加入的話，就請趕快加入吧！

接著還有告知的問題，這一點經常被人提到，因此在最後提出來討論。說要加入安養院的人，我想多半對安養院的性質有所了解才會加入，因此當已通過告知之類的階段，而我之所以還要說東道西的談告知，便在於是否能把死當成自身的問題來思考，正如方才所說那樣，把自己的死當成第三者的死來加以思考。

有位老太太對我說：「田宮先生，你來一下！」因此我便前去看看。其實我已知道她被主治醫師告知罹患癌症，可是她的神情卻顯得很爽朗，我希望聽到她本人的心聲，便問：「受到告知，有何感想？」真是位了不起的老太太！她說：「讓我想起受到亡夫求婚時，那胸口小鹿怦怦跳的情景！」對她而言，當想到「萬一……」怎麼辦時，便打破沙鍋問到底而受到告知。的確，求婚時也是這樣，要是對方態度冷淡卻冒然開口提出：「讓我們結婚吧！」那不把對方嚇跑才怪；要是對方問：「你想說那句話呀？」在這種情況下提出求婚，彼此便會熱情洋溢起來。告知的情況也是如此，病患從自己正接受的種種治療，隱隱約約會猜到「莫非罹患了癌症？」癌症一向不被告知，上述這樣便會招致病患的不信任感，因此主治醫師明白地告知她時，正如她所說的，「感到好像受到死去的丈夫求婚時胸口怦怦亂跳」，真是位具有幽默感的了不起老太太！

一提到這種有關死亡的研究會，往往會讓人想得非常恐怖，但實際並非如此，無論是貓、狗或任何動物既然出生便會死去，因此把它想得單純一些就好了。最後歸結說來，我想便唯有是否當成自身的問題來思考而已。為了這個緣故，必須考慮它的依據（憑藉）或方向性，幸而以我們的情況來說，「佛家的教義」便可成為一種依據，藉此能定出方向；而且，後來的人還能繼續看到這種面貌。因此，我現在致力於這個問題的研究，豈不是在為下一時代、下個世代及下一面臨死亡的人略盡棉薄之力嗎？

附註：

vihāra為梵文，這個語彙具有下述的意義：休養的場所、散步解悶的地方、佛教徒的僧院或寺院（見荻原雲來編《漢譯對照梵和大辭典》頁一二六〇）。本文中譯為「安養院」。

Hospice這個語彙隨著中世紀基督徒聖地巡禮之作為住宿設施開始以至於現代的意義，存在著悠久的傳統與具有根據的內涵，使用新的稱呼除了尊重hospice這個語彙之外，同時也在表明佛教徒的主體性。hospice的前輩教導後人很多事項，今後也必將成為人們學習的典範，但在尋求日本今後有關臨終照顧(terminal care)的理想狀態，以及還要試探去配合佛教的特性，因而希望使用適於佛教立場的這個vihāra語彙。

再者，構想中的vihāra理念如下所述：

＊認知生命的有限性及其短暫性的人，這是個寧靜諦視自己本身及照顧自身的場所。

＊這是個以入院者本人的願望為主實施看護與醫療的場所，因此有必要與能提供充分醫療行為的醫療機構建立直接關係。

＊期望認識生命尊嚴的人能聚在一齊，形成以佛教為基礎的小型生命共同體。

③生命的探討

池田勇諦

死亡的預備教育

「生命的探討」是個很大的題目，這個問題若加以審慎地思考，會牽涉到好些事項，今天希望大家允許我來談談最基本的事項或自己平日有關這個問題的一些學習心得。

對我們人類來說，提到根本性的問題當然便是「命」，若說沒有任何問題比它重要該是不錯吧！我們平常即使因利害得失、喜怒哀樂而顯得如何地心神不寧，一旦碰上「命」的問題時，便會全都板起臉孔顯出一副正經嚴肅的樣子來。這個「命」的問題，決非抽象性的東西，它具體性的型態當然便是「生死」了。在生與死的樣貌之中，便存在著「命」的具體性事體。可是坦白說，在我們的日常意識裡即使想到「生」的事情，是否想到、提到「死」這件事或把它納入視野之中呢？作為實際問題，它經常受到忽略乃無可諱言之事。

然而，不管願不願意都必須思考這個死的問題。每個時代有每個時代的狀況，尤其在今天這個時候，存在著成為本會誕生之直接動機的所謂「臨終關懷」問題，這種情勢可說讓生在現代社會的我們不容推辭的去思考「死」的問題。

上智大學有位德根先生，我想這個名字大家也耳熟能詳吧！他目前對於這個問題很活躍，在這個領域可能是世界上具有舉足輕重的一人。這位德根教授很坦率地提出有關這方面的問題，並專心去加以探究。我聆聽他探討的主旨後，頗能了解這個問題的內容，為了加以確認，稍微提出來談談。德根教授這樣說：

> 日本的教育水準之高，足以稱誇世界，但有關死亡這方面的教育卻仍然不充分。當我們遇到入學考試或就業的人生最大考驗時，必定接受教育或訓練來做完善的準備，但卻必須毫無心理準備的去面對理當是人生最大考驗的死亡。持續進行有關末期病患之照顧的研究，便往往有機會讓人體會到這是一件多麼殘酷的事！死亡的預備教育(death education)難道不是社會重要的責任之一嗎？

他提出的便是這樣的問題，接著指出日本對這個問題的努力落後於先進國家：

在美國甚至連初級、高級中學以及大學也已提供這樣的課程，死亡學(thanatology)的學會經常舉辦活動，專門雜誌也已創刊。另外，在我的祖國德意志，多數的初、高級中學把有關死亡的教育當成宗教授課的一部分來實施。最近無論在美國或德國都已編出優秀的教科書供人靈活運用，而日本的情況並無可以跟此相比的。

於是他便由此提出死亡的預備教育之問題，並舉出下述的見解——亦即有關死亡之預備教育的具體要項：

第一項為科際的共同研究。由於死亡這個主題牽涉複雜多義的問題，因此期望醫學、心理學、哲學、護理學、社會學、宗教學等多種學術領域的共同努力。尤其是在死亡的判定、腦死、安樂死、植物人、自殺、死的意義、悲嘆過程等這類問題，這些進路(approach)有其必要吧！

第二項是有關臨床病患看護之各種問題的解決（這便是成為所謂臨終關懷之焦點的項

目）。

第三項是死亡教育制度的早一日實現（這是在指述死亡之預備教育的制度化）。其中，即使立即將它編入現行學校教育的教學方案過於勉強，至少也期盼對不得不更切身思考死亡問題的中、高年層人們提供這種課程，由此規畫開始，逐漸使生涯教育的制度趨於完善。

第四項是為存留的家族（遺族）提供悲嘆教育(grief education)。悲傷、感嘆會成為腦中風、癌、心臟病等疾病潛藏的導火線，學習正確度過悲歎過程的方法，不只從預防醫學的觀點來看頗為重要，而且結果應當也會節省大幅的醫療費用吧！

德根教授用非常幽默的口吻提出以上這些問題來，並每天孜孜不倦地進行研究。

從這一種動向來看，也知我們今日的處境已是不管願不願意都得去思考「死」的問題，可是正如方才所說那樣，在我們日常的意識（場）裡，卻存在著儘量不去思考死亡問題的狀態。

關於此點值得注意的一件事便是，作家森敦先生所寫的那本內容艱深難懂的《意義的變貌》一書，不知各位讀過沒有？其中有一節舉出孔子的名言，這是《論語》中的一句對偶命題。孔子所說的便是「未知生，焉知死？」相對於這個對偶命題，該書提出的是「若已知死，焉不知生？」這就是說，孔子所說「未知生，焉知死？」大概是從我們日常意識引起的不加掩飾的心態，意思是說：「忙於活著的事情，如何去思考死這類事？」相對於此，便提出這樣的對偶命題形式：「若已知死，焉不知生？」意謂：「唯有真正知道死的人，才能確實知道什麼是生。因此，弄不清楚死亡，如何能夠看清確實的生存呢！」

思考死亡的問題，其實不需等待這樣的指摘，我們必須說明它的本質並非別的，只是按照真正生存的樣子去弄明白而已。在這層意義上，佛教對於死這件事便有非常嚴肅的解說，可是在歷史的發展中，它不知不覺被歪曲成「死後之問題」的方式了。這是我經常提到的，佛教（亦即釋迦牟尼）對死有嚴肅的解說，但決非將它當成死後的問題——這當然是我們平素經常受到教導的，這一點我想與方才所說的是一致的。

「壽」與「命」

那麼，思考命究竟是怎麼回事呢？關於這一點，由於所剩時間不多，希望簡單談談來讓大家弄明白。

當我們現代人聽到「命」這個語彙時，會想到西洋“Life”這個翻譯為「生命」的語彙，這乃是常識。不過，我在思考「命」這個問題的時候，從東洋方面來看，便有非常熟悉的、甚至成為生活用語的「壽命」這個語彙。這件事最近頗能讓人注意，我想諸位也常使用「壽命」這個字眼吧！事實上，佛教典籍（主要以經典為核心）「壽命」這個語彙用得頗多。當然，即使稱為「壽命」，我們還是會把它理解為「生命」與不變的「命」。其實「壽命」這兩個字，無論是「壽」這個字或「命」這個字都是訓讀為「生命（性命）」的，然而在本國語文方面，兩者差異何在則並未被提及。

事實上，佛教典籍出現「壽命」這個語彙的場合，有所謂原語的背景，這一點諸位也非常了解，但古代印度的梵文(Sanskrit)傳到中國，中國把所謂的經典加以翻譯，因而被譯為「壽命」。若去查閱梵文的原語，這個「壽」指稱的性命與「命」指稱的性命並不一樣，在我們思考命的問題時，這一點不是為我們指示一個很重要的方向嗎？因而值得加以注意。此點大家若去查閱辭書的話，便能立刻明白，「壽」這種性命原語為“āyus”，而「命」這種性命的原語為“jīvita”。如此一來，「阿悠斯(āyus)」的性命與「立比塔(jīvita)」的性命在這裡便形成了差異，「阿悠斯」（壽）這個用語若加以翻譯，可以直譯為「無限之命」、「永續之命」，而「立比塔」（命）這個用語的意義則與此相反，直譯為「有限之命」、「生於某段期間之命」。

這種直譯首先讓人感到，我們日常提到或想到「命」時，腦海之中的命便是稱為立比塔的生命，這大概是最初的感受。的確，立比塔的生命所在，具有被稱為「命」者的具體性乃是事實，若抽去立比塔的生命，當然便不被認為是命了，所以不得不說它確實能充分表達命之基點的樣貌。

如此一來，阿悠斯的生命便有「無限之命」，它究竟意味著什麼不免會讓人感到費解。因此，我想若用這樣的說法豈不是容易領會嗎？立比塔指的可說是「某種限度」之量的命，亦即直譯為「有限之命」、「生於某段期間之命」。由此說來，今天人們盛傳「人生八十年」，人生若為八十年，限定為八十年的生命正是立比塔所說的命，它若留存在我們的意識，便是量的命。因此，我們平時便常提到這件事，像這句「自己能活到什麼歲數呢?!」便是，它成了思考我們命之情事的內容，所以如此申述不是很恰當嗎？而且，我們對「某種限度」之量的命，還無限留戀地要活下去，這已經毫無道理可言——真正的不可理喻。

再者，「希望死得無憂無慮！」這說來也是毫無道理可言，但在比此更深的內心深處，我們與其說是「要如何死呢？」寧可說是「希望活著！」因此，無論使用怎樣的措辭也難以將它巧妙地表達出來……。不過，其實有讓人感到能將它巧妙表達出來的措辭，這便是以前的人所說的話：「就算死了還是有命！」我想再無如此恰當地表達人對生命執著的辭句了，我們的確有這樣的願望。

說來不好意思，要提到家中私事……。我的母親現在還活著，她是生於明治時代的人，所以對各種諺語耳熟能詳，在她長年教導薰陶之下，我也學會了不少。從前的人說過：「就算吃冷飯也想住在人世。」「冷飯」這一辭彙的意思並非所謂「涼了的飯」，通常說的應該是「遭到冷落」。家庭生活也好社會生活也罷，就算遭受別人冷淡的待遇，無論如何也希望活著。「好死不如歹活」，這是緣於我們基本本能的要求，我們只能活在這個俗世。

相對於此，阿悠斯的意義便是「無限之命」。因此，我想這樣的說法最容易明白，此即「怎樣的命？」之質的命，不就是阿悠斯的命嗎？如此一來，正如方才所說「就算死了還是有命！」的情況，雖然我活著，可是閣下想過著怎樣的命呢？現在過著怎樣的命呢？命的內容究竟成為怎樣的呢？實際上，我想這豈不是命的願望、命的問題所顯現著的對我們而言極為重要的一件事嗎？

的確，如上所述，命的具體性為立比塔的命，那裡有命的當前性。因此，這個命本身便是立比塔的生命本身，所以今日的我被稱呼為「您」，由這個命的事實被稱呼為「閣下」。今日的我（在今日意識下的我）被稱呼為「您」，您想過著怎樣的命呢？目前過著怎樣的命呢？只要不真正去探問這個問題，即使活到哪種限度，也不可能有真正光輝的生命。我想的便是這件事情。

我在被賦予「探討生命」的題目時，便想指出這不是一件最須加以認清的事嗎？要是不探問這個「生命」的品質，而只活在「某種限度」的數量之中，那麼長壽可真是件挺麻煩的事，這是我平時常說的話。雖說「就算死了還是有命！」其實那可是極為麻煩的事，此即所謂「長壽未必可喜」；若說得乾脆點，長壽便是「活著丟人現眼」。

諸位究竟如何呢？由於諸位顯出事不關己的樣子活著，不禁常常讓我感到真不可思議。活著這件事，可真是辛苦的事哪！因此，可能的話還是考慮如何急流勇退較好……，這不正才是世間人們常說的「人死留名」嗎？若到了受人關照、讓人厭煩得「哎呀呀」直嚷，那麼除了「活著丟人現眼」之外又是什麼？然而，縱使提到這種事，由於不能脫身退出，結果無論如何被叨念自己也必須真正去配合，非與一切配合不可，在這裡便顯出人生的嚴苛性來。

生命的品質——怎樣的命

「怎樣的命？」這是我們的根本問題。把阿悠斯(āyus)這個梵文翻譯成漢字，便是無量壽；所謂無量壽，指的便是阿悠斯這件事。至於無量壽是怎回事？我們會一下子浮現出「永遠之命」或「絕對之命」、「無限之命」等這些哲學性概念的語彙。若用佛教語彙——尤其我是個平時學習親鸞上人之教誨的人，若用親鸞上人的話語——來闡述它，所謂無量便是「真實」，也就是「真實的命」，因此，若未開始意識到真實之命而活在其中，那麼就算活了一百年也不可能擁有真正充實、生命亮麗的人生，所以唯有認識這個真實之命，並生活在真實之命當中，生命才會生氣勃勃。這是怎回事呢？

那麼，若再查閱「壽」這個命的漢字，這個「壽」字同時也有「祝福、慶賀」的涵義，因此若參加結婚儀式，便會看到很多「壽」字。這就是說，起初立比塔(jivita)的當前之命是能夠受到祝福的，但若想到那一點，所謂我們的這個立比塔之命並未受到祝福。最後如何呢？唯有詛咒這個命而已！在健康情況良好的時候輕鬆地過日子，但若走到最後，我們便必定只有用「為什麼？」這樣的語句來詛咒吧！到了所謂的高齡或年歲愈是老大似乎愈會逐漸說出這樣的話來。世間便常有上了歲數的人這樣說：「差不多可以來接我回去了，可是……。」只是不知他本人如此說時究竟有幾分真心？總之，嘴裡會說出這種話，這便是不受到祝福。唯有真正認識到真實之命而生活在其中，生命方能受到祝福。我想說的是，在這種情況才有「生活的意義」或「生存的價值」。

因此，我平時有一句銘誌不忘的話，這是我們宗派的長老曾我量深先生在世時所說的話：

「究明比生命更重要的東西便是佛法。」我起初聽到這句話時，便想那是什麼？我意識到的是：究明比生命更重要的東西乃是佛家的教導，在這世間真有比生命更重要的東西嗎?!然而在學習探究這種人類根本之命的問題時，卻感到真的是這樣啊！究明比生命更重要的東西是佛教教導的道路，它說來正好是阿悠斯之命的「壽」這一個字，便是這個課題，這一課題不是讓人感到將那件事表現出來嗎？

如此一來，我們當然必須追問的事情便是阿悠斯，亦即必須追問怎樣之命的「生命的品質」，若以我們當代的現象來說，對此加以追問才是生涯學習的真正意義。在高齡化的社會，「生涯教育」、「生涯學習」正廣受人們的討論而形成百花齊放的當前盛況，無論參與哪種教室都是很好的一件事，不過，說來已成為所有生涯學習的一項基礎或成為像根柢那樣真正的生涯學習，不就是在探究、學習這個生命的品質嗎？若抽去這一部分，無論從事怎樣的探討，生命便不會真正光輝燦爛，最後生命終歸唯有受到詛咒而已！

就以我日常生活來舉出這方面的具體實例：我一回到家裡，處境便是小寺院的住持。常常有老人家對我說：「我在上舞蹈教室。」或「我在上歌謠教室。」我有時在聽到這些話時，會故意刁難地探問：「你要是今晚也不能跳舞，你會怎麼辦呢？」現在從歡鬧的跳舞中獲得生活的意義吧！可是，今晚要是也不能跳舞，你大概只有突然萌生詛咒生命的心情吧？因此，大家正過著不可靠的生活方式呢！這不是很虛幻嗎？不拘老少，我認為身為人類的真正根本的生涯學習便是這一點。就這層意義來說，在我們的同朋大學有研究佛教學問的基幹學科，若以我今天所說的來了解，這豈不是真正的生涯教育、生涯學習嗎？請諸位參與這種討論會，其意義便在於讓大家參與真正的生涯學習，在這裡希望大家認識到參與真正的生涯學習才具有意義。

生命的品質——怎樣的命？我想這個研究會今後會不斷舉辦討論會探討有關這個生命內容的問題吧！因此，在舉辦這種聚會的時候，一方面從臨床面來加以探討，而另一方面則學習這種深度的宗教性理念，在規畫上似乎變成兩方面合併進行。在這層意義上，一方面這是諸位彼此各自的問題，同時另方面又是具有普遍性的所有人們的根本課題，因此，我希望的便是讓大家彼此如何來積極從事這樣的學習。

〔回答質疑〕

——您演講的內容真精采！清澤滿之先生說過：「即使死了仍是我們。」請問這句話要如何來理解才好呢？

〔池田〕「不只活著為我們，死了仍是我們。」《絕對他力之大道》所說的話是今天最早提出的問題，意思仍是若不究明死的問題，便不會有真正光輝亮麗的生命。該書為我們提出這段話，是我平時常讀的。我們活著似乎只看到生而沒有想到死吧！這種意識當然如同「只有生是自己，死就不是自己」的內容，因而才說「不只活著是我們，死了也是我們」吧！又說：「我們是併有生與死的。」若將這句話加以簡化，便是「一息尚存」的一息，一息兼有生與死。一息是吸氣與呼氣，吸氣為生而呼氣為死，因此一息之中兼具生與死，其中不是顯出生命的實相嗎？該書是這樣提示的。話雖如此，但因我們只見其「入」而不見其「出」，這樣怎能呈現出健康的生命來呢？我想這便是清澤先生所指出的觀點。

現在既然提到這個問題，不妨再簡單談一下，這便是這句話的背後引申出來「我們的靈魂存在於生死之外」的問題，這句話其實說它是在敘述真實之命的內容也不錯。結果，我們的日常意識便是所謂生命的私有化，只要站在這種生命私有化的立場，便不能開展我們的真實之命——具體而言便是好生好死。因此，就真正的意義來說，認識到生命的公共性，才是真實之命的問題所在，所以「我們的靈魂存在於生死之外」的觀點，乃是我們站在私有化立場所思考的生與死。不過，「靈魂存在於那個之外」——這與靈魂的問題在本質上有所差別，這是清澤先生在書中指出的。這是很重要的話語，希望大家多加留意。

——隨著年歲的增長，這幾年來我很在意這句話，希望有這樣的想法：「將生、死當成私有化是種迷妄的言論，唯有念佛才是真正的生命。」如今正在對此自問自答，非常感謝先生的指點。

〔池田〕表現真實之命的東西，便是現在所說的念佛啊！以親鸞上人的觀點來看，「南無阿彌陀佛」這句話的漢譯便是「歸命無量壽如來」，因此，歸命於無量壽如來便是「南無阿彌陀佛」。至於它的焦點，說來便是無量壽；意識到無量壽而生活於其中，便成為南無阿彌陀佛。

4 家庭醫生的願望

藤原了信

未能開列死亡診斷書的落寞

我是剛才被介紹過的藤原。若讓我來自我介紹，我是昭和三十四年（一九五九年）畢業於名古屋大學醫學部，當上醫生迄今大約將近三十年。畢業之後的十多年間，在名古屋大學附屬醫院或市立醫院服務，但在大醫院任職有很多讓人顧慮之處，於是到了四十六年自行開設內科診所。開業以來，大約已歷經十八個年頭。在這十八年之間，我開出的死亡診斷書只有三份而已，想來真讓人心情落寞不已！我何以有這樣古怪的感嘆呢？這一方面該是我身為醫生缺乏信用的證據吧！另一方面，在人世之中豈不是已到了這種不依靠家庭醫師而要病歿在醫院裡的時代嗎？歸結說來，我身為一位家庭醫生的願望，還是希望自己親手開出診斷書。

以下我想說的，便是讓諸位知道我何以有這樣的說法。

在我們診所接受診療的病患，大多是上了年紀的人。何以如此呢？因為我開業之後以漢方為醫療主體，因而必然會形成這樣的狀況。上我們診所的患者大多是老年人，身體狀況若衰退下去，便會向我們請求：「希望死在自己家裡。醫生！請讓我臨終時的最後期間在自己家裡接受治療。」可是，一旦病體衰弱而動彈不得，家屬卻違反他本人的意願而將病患轉送醫院治療。這應該有種種的因素吧！我想家屬會有各自的立場與心思吧！兒子有兒子的想法，還是會考慮到自己的社會性立場；而媳婦也會有媳婦的想法，顧慮親戚們的閒言雜語，希望將患者送進醫院接受最好的醫療，如此病歿才好交待。總之，家屬在心情上都不願意受到周遭人們「連醫院都不送去而讓人死在家裡」的責難，我想每一個人都希望自己是最討人喜歡的，所以不願自己受人非議的想法似乎很強烈。因此，與老年人所說希望最後安穩地死在自己家中的意願剛好相反，對年輕的一輩也有所顧慮，大多是轉診到醫院而逝世。

認為自己是最可愛的，這一點乃是人類的本性，所以無法加以指責。例如觀看照片時，上面雖有十個人，而最先入目的卻是自己，要看看「自己是否拍得很好？」正像這樣認為自己是最可愛的人，因而在老人家逝世時，最在意的是周遭親友的眼光而非亡者本人的意願，說來也非毫無道理，只是總不免讓人感到有些落寞。

結果一到了疾病的末期，與其尊重病患本人的意願，莫如遵從周遭親友的意思將他送進醫院。於是在醫院裡直至逝世之前，要被抽取血液進行檢驗，而若瀕臨垂危時，周身便會圍滿各種醫療機械……。如此一來，家屬便會被看成礙手礙腳的累贅而請到病房外面，病患本人則雙手被束縛得不能動彈那樣，繫著打點滴的管子……。而若到了緊要關頭，便會從口裡插上粗大的筒管，抑或發生緊急狀況時，在喉嚨之處開個孔送入氧氣。而萬一心臟停止跳動的話，便要進行心臟按摩，用力按壓得好像要把胸部壓碎一般，肋骨被按壓得彷彿要折斷似的；這樣仍然不行的話，最後便直接用粗大的注射針「噗嗤」一聲打進心臟注射強心劑；要是這樣還沒反應，當然便是生命終了。在那裡並無機會與家屬作臨終的訣別，最後唯有自己非死不可而已，我想這便是目前在醫院病歿的大多數情況。可是，送進醫院竭盡一切救治方法而病歿，便不會受到周遭親友的苛責，卻不免讓人思考這樣對病患本身來說，當真是種幸福的死亡嗎？

去年在某個聚會場合，與製作親鸞上人《白道》影片的演員兼導演三國連太郎先生在一塊邊用餐邊聊天，當時三國先生說話的神情似乎頗為落寞。他自己在工作的場所突然接到父親病篤的電報，急忙趕回家一探究竟時，主治醫師跟他說：「照這樣躺在家裡，大概只能維持個三天吧！可是若送進醫院，勉強可以支撐一個禮拜，好點的話十天吧！不過，可不保證意識清醒。」於是三國先生直接向父親探問：「住在家裡可能過不了三天，住進醫院情況好點的話可以活個十天，您要入院嗎？」如此一來，據說他的父親這樣回答：「在自己家裡，希望死在自己住的家裡。就算三天也好，好歹讓我死在家裡。」因此，為了尊重父親的意願，便安置在家裡看護，剛好在第三天逝世。可是，聽說後來可不得了了，親戚們聚會便議論紛紛：「三國這傢伙是個什麼東西!?為了吝惜入院就醫的錢財，竟讓自己的父親死在家裡！」從此以後，他的伯父一直不跟他來往。不過，三國先生說他並不後悔，父親認定會死而要死在自己的家中，關於這一點他並不感到後悔。

要死在家裡還是死在醫院呢？關於死在醫院這方面，由於有其相應的種種條件，因此死在哪裡才好並不能一概而論。不過，生活在這二十世紀之文明社會的人，如今可說已忘記選擇死亡場所的權利了，這樣當真可以嗎？這的確是個值得讓人深思的問題。我之所以不能開出診斷書而感到落寞，便是因為會考慮到這種問題，對病患本人來說，是否當真死在醫院較好？一思及此，仍不免讓我泛起落寞之感。

事實上，我的父親去年稍早之前在家逝世。若敘述一下當時的情況，也許有某些參考價值，所以我想提出來談談。

家父大約從一年前開始，便有輕度貧血的現象，經醫生檢查之後發現大腸部分的橫行結腸開頭處長有腫瘤。為了對此作確實的診斷，不知諸位知道否？必須進行洗腸，然後在該處注射造影劑，並讓空氣通入，而後照射X光片。為了洗腸，從前一日開始便大量飲用瀉劑，所以必須一再的跑廁所，而在實際照射X光照片時，要在屁股插入粗大的管子以便塞進鋇(Barium)，而後由此輸入空氣才能照射X光片，所以是種非常痛苦的檢查。這種檢查的確非常痛苦，就算是年輕的我們（話雖如此，我也已將近五十又半了），要是一度受過這種檢查，大多會說：「不想再接受那種檢查！」何況家父的年歲已是八十六高齡，為了確認異常而進行這種檢查，其痛苦可想而知。由於他說：「不想再度經歷那樣難過的感受！」因此對於醫生勸告接下來的癌症治療手術，不免感到猶豫不決。

於是與醫院的醫生商量之後，併用抗癌劑與中藥處方，在家繼續療養。根據外科醫生的預測，「大約三個月，恐怕腸部會堵塞而必須動緊急手術吧！」幸而直到最後，並未動那種緊急手術，總算平安的逝世。

在長期療養過程當中，有時狀況會惡化，渾身顯得極端乏力，往往必須緊急送入醫院，以中心靜脈營養方法進行持續的點滴注射。雖說往往必須緊急入院，但躺在病床上一面望著天井一面整天只接受點滴的注射，家父是個怎麼也受不了這種處境的人，因此，就算入院無論怎樣也只能待個二、三天，說來說去還是要回到家裡。總之，不想無所事事的躺著看天井，他是個非珍惜這種時間不可的人，因此一回到家裡，若有空暇便趕緊閱讀書籍。

在此補充說明一下，家父是位寺廟的僧侶，因此珍惜閒暇時光閱讀書籍，思考、撰寫用來說教的文稿。在他感到渾身倦怠時，我一定會去趁著他閱讀書籍、應接賓客的空暇施打點滴注射，在其中加入抗癌劑。這種事始終在持續著。

但是，逐漸變得不太能多吃東西，因而身體慢慢地衰弱。在那段期間，我也勸告過他，他開始逐漸整理在社會上所參與的各種工作，到了四月也處理市區的職務，而所承擔的說教工作也讓我的大哥來代理。

家父在去年六月二十五日逝世，但在六月二十日這一天卻有件非自己親身去辦不可的工作，因此神情顯得緊張。原來這所同朋大學的前身是真宗專門學校，擔任首代校長的是住田見智先生，家父受到這位先生的聘請，在這所真宗專校教導學生，因此，直接了解住田先生的人格者，如今只剩下家父而已。受到這裡宇治谷理事長的請託，希望在六月二十日那天當眾談談有關住田先生的人格，家父說道：「這是只有我才能辦到的事，直至六月二十日為止，無論發生什麼事也非挺住不可……。這是我最後的工作。」

實際上，到了六月二十日那天，身體已是非常虛弱，但仍出發前往在東別院之中的名古屋教務處二樓，打算發表有關住田先生的話題。身體已顯得有氣無力，在似乎非撐住不可的情況下，也只能發出極為微弱的聲音，但一旦登上演講席時已不能提到有關住田先生之人格的話題了。對死已有心理準備，當名古屋教區的和尚們出現在眼前時，已經充滿首先想講的唯獨是這句話的心情吧！他誠懇殷切地向和尚們呼籲：「希望你們將親鸞上人的教誨說給一個人或很多人聽，請你們推廣親鸞上人的教誨！」特意受到宇治谷先生的委託發表有關住田先生之人格的話題，卻一句也沒提到。在此之前，胸中擠滿著自己想說的話，眼看他這樣，連我都心酸得不禁流下淚來。在上氣不接下氣的情況下，懇切期望讓一個人或很多人知道親鸞上人的教誨，這些話仍然因為體力不繼而不太撐得下去，可是……。這是他最後的工作，然後五天之後便辭世了。

在逝世之前的二十四日那天，我正在自己的診所為病患看病。大嫂約在十一點半打來電話，因為家父的意識似乎呈現異常狀態，招呼我趕緊過去，便搭乘計程車火速趕去。我的住處是在大約津島北方一里的佐織町西川端那地方的寺廟，坐計程車飛快趕到那裡，仍然要花費一個小時。到了那裡，意識仍未清醒，由於呼喚他也沒有回應，因此在點滴液中加入副腎皮質荷爾蒙，開始了點滴注射，這恰好是一個小時稍早的事。開始注射點滴之後，暫時也沒什麼應答，不過大約一個半小時左右，我的女兒帶著她完成的家父畫像趕來了。

所謂家父的畫像，乃是指我的女兒在藝術大學學習日本畫，家父非常喜歡她為自己畫肖像，因此剛好約在三個月前開始動手為她的祖父摹繪半張席子大小的人物畫像，這張畫恰好在當天完成，急忙用車裝載從大學趕來。

可是，由於家父的意識陷入昏迷狀態，不論如何還是在家父睡著的臉上將畫像揭開，向他招呼。女兒的名字叫由佳子，因此向他招呼：「由佳子完成畫像帶來了！」出聲這樣招呼，也許剛好與點滴發生藥效的時間一致吧！睡著的父親這時睜開了眼睛，並且朝畫像注視，突然皺起臉孔像「哇啊！」的一聲似的，全身顯露喜悅的樣子。這便是歡喜吧？據說「歡」是身體的喜悅，「喜」是內心的喜悅，然而……。這是用全身來展露臉上的皺紋，像「哇啊！」那樣歡喜地看到那幅畫像。

自此開始便恢復了意識，向圍在身邊的施主們這樣勸誘：「畫得實在太好了，你們好好觀賞吧！」因家父喪失意識而受到連絡的叔父、嬸嬸與我的兄弟們，恰在此時到齊，與家父交談。各自聊些家常話後，家父便要他們回去，說：「你們還有各自的工作要辦，因此這就回去吧！已沒留下的必要，這就回去吧！」

然後常常陷於似睡非睡的狀態，不過到了夜裡，家父突然發言道：「明天，就讓我到極樂淨土吧！」所謂的明天便是二十五日，這樣的說法便是指不是明天以外的日子。

其實，家父真正希望的是死在七月十一日。七月十一日那天是家母——亦即他本人的牽手——逝世的忌辰，我認為他希望死在妻子的忌辰這一天，不過，大概他自己感到不能支撐到兩個禮拜之後吧！「明天讓我走吧！」明天二十五日這天，是家父雙親的忌辰，並且也是蓮如上人的忌辰，除此之外再無其他日子，自己已如此下定決心，所以他說：「想要早點跟父親與母親見面，想跟內人會面。」

我聽到這話，認為家父已有堅定的決心了。既然家父這樣說，我便也如此回答他說：「反正我也遲早要走，先走的人去向母親問候，告訴她大家都健康地努力幹活著。」他說：「好！好！」當此之時，我突然脫口說出自己喜愛的一句話，這是一句親鸞上人的讚詞：

若有無窮願力，罪業深重便不覺沈重；

若有無邊佛智，散亂放逸也不能不理。

我即興吟誦這句讚詞的時候，家父頷首表示稱許。而且對我說出這樣的話來，似乎感到非常滿意。

這話是怎麼說呢？原來我大學畢業後參加國家考試，在拿到醫師執照時，家父最先對我說的是：「若當了醫生，可要為病患設身處地的著想！」又說了另一句話：「當個毫不含混指引西方大路的醫生吧！」因此，當我說出「若有無窮願力，罪業深重便不覺沈重；若有無邊佛智，散亂放逸也不能不理。」這句話時，我想家父大概感到滿意吧！後來由於他問：「不過，究竟我罹患什麼疾病？」我在那剎那間生澀地囁嚅著，不過在氣氛上不是已顯出他的疾病受到隱瞞的樣子了嗎？因此便老實的說：「爸爸罹患的是大腸癌呀！」「啊，是這樣呀！如此便是毫不含混。」他的態度看起來真的好像很輕鬆。

家父平常便很喜歡嬰兒被母親抱在懷裡的姿態，曾說嬰兒完全託付給母親的姿態正如他與佛陀的關係一樣，因此，往往受人之託寫文章時，署名為「佛子了泰」，以佛子了泰的方式來簽名。由於他有這樣的信念，所以要是死了便是讓自己能前往父母之佛的邦家，對於死亡辭世這件事似乎看不出有何不安或恐懼來。當然，在家父身體仍然康健的時候，他所說的是：「我還不想死哩！」此乃人情之常。

這種態度好像是親鸞上人哩！在《歎異抄》的第九章便有親鸞上人這樣的話語：「從久遠劫（久遠的古昔）直至今日讓人輪迴流轉的這個苦惱的故鄉，實在難以割捨，還不是眷戀尚未出現的安養淨土（極樂淨土）的時候。」這是在坦白雖然這個人世充滿苦惱，卻仍讓人依依不捨或難以割捨。後來他又這樣說：「有緣的人世雖讓人感到依依不捨，但喪失體力而結束生命時，便該前往那個淨土。」

就像這樣，結果家父到了喪失體力時，我想他大概也知道這已是生命的界限而看開自身之死吧！我在這裡所說的「看開」，它本來的意思便是「看得極為透徹」，我想他對自身之死看得極為透徹吧！因此清楚地說出：「明天二十五日這天，讓我到父母的跟前吧！」這是自己讓自己領會到的吧！由於已下定了這樣的心理準備，所以向陪伴在身邊的施主們這樣說：「要是死了，自身被扔到哪裡都沒關係，不過人世間也有它的常規慣例，大概不能免俗吧！因此，喪葬儀式儘量為我辦得儉樸些，拜託你們啦！」

二十四日當晚，常常一醒轉過來，便對在旁看顧的內人或家兄講述釋迦牟尼的說法，並且這樣說：「唯獨金子先生的著作，不要幫我處理掉。」家父閱讀的書籍實在非常之多，因此書籍堆積如山，而他所提到的金子先生，乃是自己畢業於大谷大學時指導他撰寫畢業論文的老師。好像是蒙受曾我量深與金子大榮兩位先生的指導，不過，其中尤其將金子先生當成自己真正的尊長一般來加以仰慕，因此在眾多的書籍之中，唯獨希望家人把金子先生的著作保留下來。總之，家父是要我們若有機緣便讀這本著作吧！這層意思他似乎未能用言語清楚地表示出來，只是說道：「金子老師，金子老師……」家兄察覺他想說的下文，便問：「是這件事嗎？」家父在體力呈現虛脫的狀態下，以點頭的方式來回答「是的」。

翌日——也就是逝世之日的早上約十點鐘時，他說：「想做最後的道別，帶我到（寺廟）正殿去！」我的弟弟攙著父親陪他從裏屋走到正殿，讓他坐在阿彌陀佛神像前面的椅子上，一坐下便說：「一齊閱讀《般若心經》吧！」《般若心經》等佛典向來不曾一齊閱讀，在一齊閱讀《般若心經》時，由家兄當導師唸誦起來，可是家父卻唸不出聲音來，我從身後加以支撐著，卻心酸得一邊唸誦一邊淚流不已，儘管如此，還是唸誦到完畢。後來，在返回裏屋的途中，由於當天天氣非常好，所以凝視庭院中的一片翠綠，說道：「真美啊！」這恐怕是瀏覽人世的最後一次吧！顯出一副無限感慨的樣子。而後說道：「今後要活在無量壽之中。」「謝謝，謝謝！」便躺下來唸著佛號。

大約過了一個小時之後，佐織的鎮長來探望他。家父擔任了將近二十年的佐織鎮社會教育委員長，是位替鎮上事務努力工作的人，所以鎮長來慰問他：「請多保重！」家父清楚地說道：「我今天已蒙受榮寵，謝謝！」之後約過了一小時，神志陷入昏迷狀態，這種狀態大約持續兩小時之久，安靜的情況讓人懷疑是睡著了，可是呼吸卻停止了。接著心臟停止跳動，彷如真正睡著般地靜靜離開人世。

當呼吸停止、心臟停止跳動時，我不禁脫口說道：「真叫您老人家長期受累了！」我這樣說是本身直率的感覺。長期間承擔種種辛勞，還對所承擔的辛勞工作抱著感謝的心情，我照實說出：「真叫您老人家受累了！」說著不覺飲泣起來。

先父平常也曾受到金子老師的薰陶，非常喜歡他所說「完全燃燒」這句話，日復一日、時時刻刻，無論怎樣都以完全燃燒而死作為座右銘，因此，我想正如先父所期盼的完全燃燒，他安詳地撒手人寰了。

在家之死

這是先父逝世時的狀況，我不知道先父這種死法是不是最妥當的，不過，至少若想起先母非常痛苦地病歿在醫院裡，我想這是比較幸福的死法吧！而且，由於死得正如他本人所期望的，是在自己的家裡受到自己所愛的家屬、親友的照顧而平靜地、不覺痛苦地死去，所以我想他本人該會感到滿意吧！以我來說，感到遺憾的是：癌症若發現得更早，豈不是能讓他活得更長壽嗎？不過，事到如今已無可如何了，只是……。

正如在開頭時所說的那樣，上我診所的老年病患，他本人拜託我說：「希望您照顧我到臨終！」受到請託，我也打算如此盡心盡力地辦著，而在最後的關頭時，家屬卻不顧他本人的意願而將他帶往醫院去，並且痛苦地病歿在醫院裡。哪一種是真正幸福的死法呢？有的情況確實必須送入醫院接受治療，因為身為開業醫生的我們也有我們的界限所在。因此，哪一種較妥當不容易一概而論，必須按照個案一個一個來加以考慮，不過，至少有關高齡者的末期醫療方面，該是一個需要我們重新思考的問題吧！

若是期望像先父那樣的死法——希望在常年住慣的家裡一面受到所愛家屬的看顧一面安詳地死去，為了達到這種地步，我想還是非出現相應的體制不可，像近在身邊的家庭醫生、開業醫生與護士、保健護士或看護的志工、臨時幫傭(home helper)……。若只由家屬來看護，時間一長便會感到非常疲累，因此需要看護的志工或臨時幫傭來支援，以及在心靈上給予鼓勵的僧侶或基督教的修女，我想一定需要這些人的團隊合作(team work)。

安養院的活動若以這種團隊合作方式發展起來，是最讓人期望的，我們豈不是應當以這種方式來推廣活動嗎？這事有點難辦，但透過區域性家庭照顧支援系統的醫療關係者與僧侶們的團隊合作，建立起從身心兩方面給予臨終照顧的制度，這豈不是最讓人期望的嗎？而且，這不是一項必須按區域性方式來推行的工作嗎？

老年人的末期醫療與漢方

方才我提到以漢方（中醫）為主體來進行治療，我認為就老人醫療、末期醫療而言，漢方具有非凡的意義。我之所以這樣說，是因為老年人的疾病有其特徵。第一點是老年人的疾病各人的差異性非常大，有人可能年過六十一躺下床就起不來，而有人則年過八十還在職場生氣勃勃地活動著，這種各人極大的差異性，在使用治療藥物方面也非因人而異不可。西洋醫學是按照病名來決定治療的藥物，如肝臟有病時便用這方面的藥物，因此，老年人也好，年輕人也罷，若是肝臟罹患疾病，供應的藥物大致是規定好的。可是在中醫方面，若按照這種病名來使用漢方藥材，如此用法說來便不是正道。最近由於受到醫院影響而按照病名來使用中藥的情形已變得極為普遍，可是具有兩千年以上歷史的漢方之本來用法，並不按照病名來用藥，例如某樣中藥有的人用來治療感冒，而它可能是另外一個人的肝病藥物，或成為其他人的胃藥。何以如此呢？這是因為在中醫方面診斷基準與西醫完全不同，最大的不同便在於診察病患身體體質的差異。西洋醫學大概可以稱作臟器醫學吧！內臟器官像肝臟、腎臟、心臟、肺臟等，若肝臟有病或心臟不好，便把它當成身體部分器官的障礙來加以診察。相對於此，漢方醫學則將人當成整體來加以診察，個人體質有所不同，例如在虛實方面便有體質結實者與瘦弱者的差異。若以西醫的觀點來看，瘦弱的人或結實的人說不定都同樣罹患肝炎；可是，若以中醫來加以診察，開出的處方便會完全不同，體質結實的人會配合他的體質來用藥，而體質瘦弱的人則使用適於瘦弱者的藥材，因而不會產生副作用。漢方醫學便是如此非常注重個人體質差異的醫學。

除了方才所說的虛實之外，還有寒熱——有人的體質非常怕熱（熱症），而有人則極端畏寒（寒症），連夏天也要放入暖爐或裹在毛毯裡睡覺，抑或照樣穿上襪子就寢。以這種性質來區分寒熱，這是西洋醫學所沒有的觀點。接著還有燥濕——這是以身體為乾燥的體質或多水分的濕潤體質作為診斷的基準，此外還有很多診斷的基準，但因為是以這種基準來將個體作整體性的診察，因而變成非常注重各別體質的差異。老年人由於各別差異很大，所以這是非常適於採用漢方治療的一項理由。

老年人的疾病還有另一項特徵，便是一個人具有多種的疾病。身體若經過長期的使用，相應地便會不只一個地方病痛而是好幾個地方變得反常起來，與年輕人不同，常會具有多種的疾病。在此情況下，由於西醫是以臟器醫學的觀點來考量，因此若是有很多內臟器官出現某些形態的障礙，如這是肝臟、這是心臟、這是肺臟……，便會針對各自狀況給予藥物，結果患者領取的藥物便多得非用包袱包起來帶回家不可，例如在大學附屬醫院等大醫院，便會領到很多的藥物，這類藥物若非飲用便須吞服。然而，中醫的情況則是診察身體整體的平衡所在才開出處方，並且是以這種方式來製成藥物，因此適量的藥物便可完事，就算有各種內臟器官出現障礙，還是要讓身體獲得相應的平衡，因此，要避免破壞身體的平衡性，要設法維持患者本身的體力來治癒疾病，便是漢方的療法。對於老年人來說，這不是很好的治療方法嗎？

老年人疾病的另外一點特徵是並無定型的症狀，也就是沒有如同教科書所記載那樣的症狀，是屬於不定型的症狀。對於藥物的反應也與年輕人不同，個別差異性確實很大，可是現在幾乎受到西醫認可的大部分藥物，其藥效的檢定並未曾以這類老年人為對象，而是以動物或年輕人的治療來鑑定藥效，再發表「這個有效」、「那個有效」的報告，因此，在用來治療老年人時，上述情況若未加以充分考慮，便極有可能產生藥效過強的危險性。

另外，若要舉出老年人疾病的其他特徵便是免疫力的低落。對於疾病的防禦力或抵抗力，整體而言是隨著年齡的增長而降低，因而既容易罹患感染症或癌症，疾病也會拖延時日。可是，中藥卻有增長抵抗力的作用，有位常來我們診所拿藥的患者便說：「喝了漢方藥之後，便不會罹患感冒。」由此可以明顯地證明抵抗疾病的免疫力一點一點地增長了起來。

如上所述，我個人是認為中藥是非常適於老年病患的藥物。在我診所裡的治療上，雖非百分之百使用中藥，但也很接近這個比例。幸運的是，中藥在昭和五十一年（一九七六年）成了健康保險給付的項目，這是前任醫師會長武見先生在他身體還健壯的時候，向厚生省爭取而通過的。我在此之前便使用漢方診療，由於當時漢方並非健保給付項目，所以經營診所非常辛苦，不過自五十一年以後情況便轉好了。如今的藥品就像即溶咖啡那樣，將煎熬的藥汁製成顆粒，若將它溶入開水裡，便會回復煎熬藥汁的原來狀態，變得很容易飲用，所以連正在工作的人也感到很方便，漢方藥便這樣非常實用化起來。剛才我提到家父在治療時併用漢方藥，因而知道併用漢方藥既能預防抗癌劑的副作用之外，在用法上也極為簡便。

去年十月我曾前往北京的中醫學院——這是北京一所漢方專門大學，與那兒的老師們討論日本的漢方與中國的漢方的不同之處。這是和該校內科的劉教授與翁教授，還有在前首相大平正芳撮合之下最近設立的中日友好醫院的幾位醫師們，討論有關日本的漢方與中國的漢方的差異。當時，我便對劉教授說：「末期醫療——例如像癌症末期的情況，若能善於使用漢方藥，我認為似乎會讓病患的末期狀態變得非常的安寧，你認為怎樣？」

實際上，去年的東洋醫學會在這方面也提出若干報告來，指出以漢方治療末期患者而一直觀察其過程的情況下，可以發現患者既不疼痛也不難受，生命還能延續到某種程度。這正如方才所說的那樣，病況若惡化，便設法按照惡化的情況好好保持身體的平衡性，要避免破壞身體的平衡性，維持患者體力以免病情急轉直下，我想這便是漢方的優點所在。在西醫方面，由於藥物的作用很強，若因此而破壞身體的平衡性，病患便會出現打顫的現象。

下面再順便談點閒話，名古屋大學第一內科頗負盛名的初代教授勝沼精藏先生，某次到病房巡診，在診察癌症病患時曾透露：「就算罹患癌症，身體也要好好取得相應的平衡啊！」這是我從跟隨先生巡診的前輩那兒直接聽到的軼聞。即使患上了癌症，身體仍要取得相應的平衡，便有人能持續這種存活的狀態。

我現在診治的一位八十六歲老先生，是名極早期的胃癌患者，他的病症已受到癌症中心的確認，他本人也知道，但他不願意接受手術治療，如此已過了將近四個年頭。對癌症並未施以特別的治療，全身狀況卻並未不斷地惡化。話說得有點離題，可是……。在北京的中醫學院，我問：「我認為漢方在末期醫療方面頗有助益而具有意義，不知劉先生的看法如何？」劉教授聞言便鼓勵我說：「的確是這樣吧！不過，在中國尚未研究到這個地步，請你務必繼續這種研究！」正如「橫看成嶺側成峰」，就算同一座山也會因觀察的角度不同而呈現不同的形狀，所謂的漢方便是觀察病人的角度不同，決非故意與西醫立異。若能巧妙地結合二者的優點來進行治療，結果不是有益於病患嗎？我平常便這樣想，所以繼續從事漢方治療。

安寧辭世

最後，我想介紹的是一件頗值得讓人深思的事。這是某位醫生今年元月在《日本醫師會雜誌》上投稿的一篇文章，這位醫生是發現成人T細胞白血病的有名人物，我在這裡按照他刊登的原文介紹如下：

（前略）不好意思談點個人的私事，先父活了九十一歲的生涯，去年夏天因胃癌及肝轉移而辭世。家母毫不猶豫將病名告知先父，先父平淡地認為活了一把年紀理當就木，便整理私人的文件等，添上辭世的感言，認為入院無用而繼續接受開業醫生親切的出診，於八月十五日在京都白河的自宅撒手人寰。記載不輟的日記在逝世之三個禮拜前擱筆。生前嗜愛飲酒，卻只在臨死之前一天用吸管啜飲一口啤酒而已！我剛好獲得六天的休假而住在京都，在這段期間料理完入斂、靈堂守夜與喪葬儀式，從火葬場返回途中，仔細觀看當晚（陰曆七月十六日）京都如意岳上燃燒的「大」字形篝火。

目前有關死亡的討論正方興未艾，我認為老年人死於癌症決非不好的死法。世俗認為癌症都是不好的，但若能控制癌症末期的疼痛，死於癌症豈不是一級棒的嗎？凡是人皆會死，乃理所當然的事，占日本人死亡原因大半的癌症、心臟病與腦中風之中，要是選擇其中一項將會是哪個？對醫療問題發表很多言論的非小說作家柳田邦男先生如此寫下他的期望：「與其突然猝死，寧願死於癌症。」因為還會「受到親友的照顧吧！」希望猝死的人很多，但心肌梗塞或腦中風都未必一下子發作便致人死命。在癌症方面，通常診斷出來以後，仍容許有準備死亡的期間。

當然，為了達到這樣，在信賴關係的基礎上病況受到正確告知是很重要的。未滿四十歲即罹患癌症者當然必須加以克服，但高齡者死於癌症並非壞事，老人痴呆症才是更大的問題。

下文此處略而不提，但內容也涉及到這種見解，所以是篇頗能引人省思的文章。

文中所提到的控制疼痛的問題，如今似乎可說已達到能完全控制的程度，因此只要能控制疼痛，藉由正確的指導，豈不是就能獲得所期盼的安寧辭世嗎？時間有點超過了，我的談話就到此為止，謝謝諸位的聽講！

5 安寧照顧的藍圖

季羽倭文子

安寧院的成立

我是方才被介紹的季羽。我經常對一起擔任看護工作的同仁們發表談話，可是……。今天，我一面猶豫要怎麼樣來發表談話，一面還是接受了發表談話的邀請。

首先要談的是，安寧院究竟是什麼？我在昭和四十六、七年（一九七一～二年）之後的那三年間，有機會前往英國進修。到病患家庭看護病人的「訪問看護」制度，最近在日本也已頗有進展，而當時英國在這方面則發展得相當普遍，我前往英國其實便是進修這一制度。在學習終了的時候，有人告訴我：「千里迢迢從日本跑來，所以請去參觀新的活動吧！」到了那時才有緣初次遇見安寧院，時為昭和四十九年，是很早以前的事。由於當時我關心的焦點是訪問看護而非安寧院，所以是抱著姑且去看看究竟是什麼東西的心情去實地參觀的。

在參觀安寧院時，領到一本冊子，該書記載的內容讓我感受到相當的震撼，由於想要將它轉告給大家，所以把它譯成日文。那項翻譯工作成了我參與安寧院的開端，關於那本書我想等一下再來談談。

安寧院的出現，在很早以前的歷史上便有了，大約在西元四世紀左右hospice便存在了。最初，基督教朝拜聖地之教徒們的休息所便是稱為hospice，到了十一、二世紀時，圍繞耶路撒冷的聖地攻守戰又導致了歐洲發動十字軍的遠征。耶路撒冷這處狹窄的地域，是基督教、猶太教與回教三者聖地的共同所在，因此形成相互爭奪聖地的態勢，自古以來便爭戰不絕，就連今日歷史也不斷重演。十字軍東征時期，從歐洲渡過地中海想要奪回自己聖地的基督教徒蜂湧而至，當時都是搭船歷經漫長的旅程渡越地中海而去的，因此在各島嶼上設立了休憩的場所。這就是說，hospice的最初型態大致是信奉基督教的人們出發前往聖地時，在旅程途中提供教徒們精神上或肉體上恢復疲勞的一種招待所。這種招待所由原先對認識的人提供住宿、飲食等各種照顧的型態，後來逐漸演變成連陌生人也能住宿的性質。

這種與宗教有關係的招待所演變成下一階段的 hospice 型態，便是受到人們遺棄的病人，也就是醫院因種種理由不能接納的病人抑或未能受到人們看顧而真正瀕臨死亡邊緣之病人，這裡成了收容這些病人並給以臨終看護的場所——這便是第二階段hospice的收容所性質。

它最廣為人知的例子便是修女院長泰瑞莎(Agnes Teresa)在印度行善濟世的活動，那些罹患各種疾病、因貧困不能進入醫院又被家屬遺棄而流落街頭瀕臨死亡的病人，她收容他們，並親自給予照顧。比泰瑞莎修女更早之前，也有位愛爾蘭的天主教瑪莉修女從事同樣的濟世救人活動，她在愛爾蘭或英國同樣收容那些被人們棄而不顧的病人，並加以照顧。

當時被人遺棄的疾病種類，結核病便是其中的典型。結核病在戰後不久的日本也是不得了的疾病，由於可能傳染給他人或缺乏有效的治療方法，結核病似乎長期間成為hospice收容對象的疾病。這類病人想必經歷種種痛苦的感受，不過，其中某些人在收容所裡受到宗教家或有志一同的人們的各種溫情的照顧。

最近第三階段的hospice，照我的看法，還具有與第二階段不同的側面，這便是最近的hospice的主要對象為癌症患者。演變成看護末期癌症患者的場所，我想便是最近的hospice的性質。

特別把焦點放在癌症上，是因為有相當比例的人們（雖非全部）在癌症末期會出現各種痛苦的症狀，多數的情況為疼痛，有時則為嘔吐或呼吸困難，以各種方式來抑制這種症狀或加以排除的技術便有所必要。因此，除了在精神上給予關懷之外，也要開發治療這種肉體上之痛苦的技術，hospice正在演變成具有這種治療技術人員們駐在的場所。再者，受到看顧的雖然大半為癌症患者，可是愛滋病的患者最近逐漸成了hospice收容的對象，日本這種情況還很少，可是身為當代醫療技術也束手無策的難纏疾病，近年尤其在歐美，收容愛滋病人的hospice場所正在逐漸登場。

總之，hospice的性質從聖地巡禮者的招待所，變成接納那些處於某種疾病末期狀態而不被人們照顧者的收容所，如今再由此逐漸演變為照顧具有痛苦症狀而連當代醫療也束手無策之病患的安寧場所。因此，在某種意義上它被認為是宗教性活動的場所，可是它現在扮演的角色正帶有一種日漸強化的醫療範疇之色彩。今年九月上旬國際癌症護理學會開會，我也前往英國參加，當時會中的安寧院醫師便對我提到：hospice medicine是等同於安寧醫療吧！將來的hospice將會定位為一種醫療領域的型態。

為什麼安寧院是必要的呢？

關於第三階段所提到最近的安寧院已成了以接納癌症病患為主的場所，諸位對於這種情況也許不太熟悉，所以下面我想以此為中心來談談。

首先要談的是，為何hospice成了必要？方才說過現在的hospice帶有很濃的醫療色彩，可是醫院到處都有，何以hospice卻成了必要呢？這是我們起初要思考的問題。說來可能有點難以理解，不過，首先hospice成為必要的理由之一——hospice這個語彙的意義也尚無恰當的譯語，可是從傳統的醫療救治(cure)轉化為關懷照顧(care)的觀點存在著需要調適的問題。

cure這個字具有醫療、治好疾病的意思，疾病即使結果未能治好，想要治好的手段如今也驚人地增長起來。因此，就某種意義來說，治療疾病當然是很重要的，可是為了達到這個目的，若用一種方法無效便選擇下一個方法，這種方法一個接一個而沒有止境，我想這便是當今醫療的現況，由於這樣而引起種種的問題，例如植物人或腦死便是其中的一項問題，癌症的情況也是一樣。由於治療手段過多，以致人們淪於無法安寧辭世的狀態。

我們因為身在醫療職場，真擔心話會說得有點麻木不仁，例如年紀尚輕的年輕人遭遇交通事故而處於垂危狀態，為了救治他的性命，為他實施心臟按摩或用針注射到心臟的肌肉，情況若還不樂觀，便為他接上人工呼吸的機械，總得要努力設法救回他的性命，這樣有時也能讓患者脫險。這種救治患者的方法，仍然成為醫療者方面所想的那樣，任何場合也想試看看或非做不可的療法。

長時期或多少年接受各種癌症的治療，儘管如此病症還是不斷惡化，即使如何試著去想，當遇到血壓降低、心臟好像要停止跳動時，即使如何謀求治療方法，即使明白這樣不是朝向恢復健康的方向，當心臟好像停止跳動時，還是會有反射性的採取與年輕人發生交通事故時相同之醫療措施的傾向，尤其是在愈能提供高度醫療的醫院、愈是優秀的醫院，愈有這樣的傾向。因此，在治療上大有非把病患接上人工呼吸器不可的心境，但是醫院裡若有醫療機械，或者是擁有能從事複雜技術的醫生在那兒，沒有用上那種技術也會讓人牽連很深的罪惡感。當此之時，一般人對這些治療技術的具體內容當然弄不清楚，因此便會向醫生懇求：「請竭盡辦法治療吧！」在現代的醫療設備之中，若提到「請醫生為我的家屬想盡辦法醫治」的請託，這個「想盡辦法」的內容，由於人們確認它究竟意味著到達何種程度的習慣並不太多，因此向醫師說「儘可能加以治療吧！」醫生便會像剛才所說那樣儘可能使出最後的治療手段。

對末期照顧進行種種思考的人們之中，經常有人提出這樣的批評：藉由剛才那樣的治療，與其說是讓病患復活或恢復健康，不如說它所從事的不過是死亡過程(dying process)的延長，說來便是已經正在步向死亡或不讓人的生命「啪」的一聲中斷而已，因此，那種治療豈不是只在延長從某一時期便已部分開始步入死亡的死亡過程，而非生存的延續嗎（這方面的說明有點困難，不過還是勉為其難如此解說）？

若再以別的實例來思考，例如要是胰臟長出腫瘤，而且被檢測出來，想想要對胰臟採取什麼治療呢？這時有個利用手術的方法切除長出腫瘤的部分，把長出癌症的部位切除之後，若是另外的組織發生病變，還有所謂的放射線療法。實施放射線療法消除癌細胞之後，要是病症還是蔓延開來，便採用化學療法或注射、服用各種新開發的抗癌劑來治療。在實施放射線療法或化學療法時，癌細胞固然會被擊垮，可是健康的細胞也會遭受折磨，結果為了抵抗健康的細胞遭受折磨，身體儘管如此若仍存留想要恢復健康的頑強功能，便能抑制疾病的惡化或治癒疾病。有時為了治療目的而實施強烈的療法，以致身體方面不堪忍受，便會因不能再度恢復健康而變成沒希望了。這種沒希望或不行了的副作用，是可以建立某種程度的預測，不過有些情況還不太能確實無誤地區分「這樣必定恢復健康」、「這樣不會恢復健康」，因此得一面查看情況，一面試圖採用各種強烈的治療來恢復健康，這與剛才實施心臟按摩之類的「想盡辦法」是屬於同樣的道理，想要努力設法繼續維持病患的體力，好讓他能忍受強烈的治療，以期待恢復健康的可能性，因而實施各種治療，不過有時情況也未必能如所期待。

當此之時，還有一種果斷的方法。在考慮年齡或癌細胞蔓延情況等各種因素時，對癌症原封不動地不加以處理，轉而在長出癌症導致飲食困難的地方進行另外的繞道(by pass)手術。如此一來，癌症本身在某段期間仍會逐漸增大，另外也有可能繼續蔓延，可是，實施剛才的強烈治療所能存活的期間與對癌症置而不理改作繞道手術所能存活的期間相較，有時也不易判定哪方面活得較久，有時則寧可說後者較能巧妙地保持良好的健康狀態。在這時候，便有選擇醫療救治(cure)或關懷照顧(care)的機會，在經過各種醫學性的判斷之後，當然便能充分看出可能性的那一面來。

以hospice的情況來說，會選擇哪一面呢？它的構想是與其為了達到徹底治癒的目標而進行治療以致身體飽受折磨，寧可進行種種的照顧與看護來緩和普通的苦痛，並在這種看護之中充分度過剩餘的人生。例如當患者被認為大概還剩一年的生命可活時，是要為了徹底治療而住進醫院，一面經歷痛苦的感受一面度過一年呢？還是要為了在這一年之間能竭盡全力活下去，儘可能避免激烈的治療，而代之以講求能充分進食的方法，並在這賦予的一年之間，著眼於從事旅行、參加各種例行活動及與家屬一同生活等方式來過活呢？要過哪種生活方式，便有上述兩個方向。在選擇這兩個方向時，也就等於在做完當代醫療能力範圍內的治療之後的關鍵時刻所做而選擇。該做的當然沒有不做的道理，能做的已做了，自此以後，是要生死聽天由命地再進行強烈的治療呢？還是能做的至此已做了，要儘可能讓此後的人生充分保持體力活下去呢？在做這樣的選擇時，至此已做了儘可能的治療，此後把重點放在充實地度過剩餘的短短人生，接納病患予以照顧，一般認為這便是hospice的作法。因此，健康狀況不好的人會進入hospice，這一點我想後面再來談談。hospice不是治療疾病的場所，而是讓患者能充分度過餘生的場所，即使它採取像醫院那樣的型態，它的特長仍在於是個充分照顧患者度過餘生的場所。

第二點要談的是，癌症末期的患者大多會出現各種痛苦的症狀，不過，應付這種痛苦症狀的方法，與向來治療疾病的應有方式不一樣，觀點的轉變便成了必要。

例如考慮疼痛這件事時，接受手術之後的情況等，由於會出現暫時性的疼痛，為了減輕那種疼痛而為患者注射止痛劑。在這時候，為了提早回復人體的生理性功能，可能的話還是忍住疼痛較好，因而以「能夠忍受嗎？」「能夠忍受的話就忍住吧！」這樣的反應，儘可能不用止痛藥來讓病患應付過去，這方面便有提早回復身體功能的觀點。這是指急性期的疼痛，暫時性的疼痛是有止住的可能，對於這種急性期的疼痛，為了要讓各種生理功能及早回復，儘可能不用止痛藥，若能應付過去便不用是恰當的想法。

若是癌症惡化而開始出現疼痛，這種疼痛通常即使是輕微的疼痛也會一直持續至病歿為止。諸位之中體驗過關節風濕症的也許知道，經常總是隱隱作痛——並不是非常難以忍受的那種讓人呻吟的疼痛，可是那種隱隱地作痛，疼痛即使輕微卻會不斷持續，可說令人很難忍受。因此，發作一下就過去了的劇烈疼痛，當然也能夠忍受。沒有間斷的持續性輕微疼痛——癌症患者常會出現這種疼痛，這便是慢性疼痛。一般認為慢性疼痛常會導致人格的渙散，由於疼痛雖然輕微卻經常存在，因此會感到焦躁不安而對各種事情變得難以忍受，還會變得對家屬也亂發脾氣，整個人好像變了一樣，這是經常聽得到的傳聞。疾病有可能徹底治好時的疼痛與癌症衍生的那種始終持續不斷的疼痛，在應付的方法上是不一樣的，開發出對癌症末期一直持續不斷的疼痛之因應方法，可說便是現代的hospice。

關於這種控制症狀的觀點，在日本尚未受到充分的理解，這個問題留到後面再談，不過，日本在hospice方面的推廣是相當落後的。日本全國稱為hospice的場所，大約在十所左右，而在面積比日本更小且人口亦比日本少得多的英國，卻出現了八十所，至於何以出現這樣的差異，我想還是剛才所說的對於觀點的轉變以及對疼痛的因應對策，在各種醫療關係者之中仍存在著誤解，另外在日本文化的特色之中還有一項不易接納hospice的要因。

基本說來，在疼痛的情況下並非使用注射方式，而是採用每隔四小時從嘴裡服用嗎啡的方法，這是歐美的hospice通過各種體驗已經知道副作用最少的有效方法。這種給予嗎啡從口裡服用的方法，日本即使在癌症專門醫院那樣的場所，也還是有大約每隔六小時再給予止痛的想法。若是每次隔六小時，那麼四小時前服用的藥物已被排泄到體外而失去藥效了，因此在下次給藥時間之前疼痛已呈現在臉上了。疼痛若顯露在臉上，對於下次疼痛的恐怖感便非比尋常的轉強，因此若不使用更多的藥物，疼痛便變得不能準時抑制。這種連控制疼痛的原則都不放在眼裡的狀態，顯示出日本大半部分醫療關係者的想法。因此，本來應當再稍微高明地給予抑制疼痛以便心情寧靜地度過人生末期的病患們　，還是有遭遇痛苦感受的狀況。hospice正在研究開發抑制肉體痛苦的方法，一面使用這種方法一面過著充實的生活是有其意義的，而日本仍存在著尚未高明活用這種方法的情況。

除了嗎啡之外，還聽到過像類固醇(steroid)這樣的藥名。類固醇以治療疾病為目的來使用時，也是集中相當的數量來使用，用法若不恰當便會產生很強的副作用而造成危險的場面。不過，若以極少量的類固醇來讓癌症末期病患服用，不是會消除身體的倦怠感，便是會增強患者的食慾，因此藉由飲用此一藥品，病患既會感到精神煥發，心情也會開朗起來。這種類固醇的用法，在日本也尚未實行。對於現代歐美hospice所開發的各種控制症狀的方法，我們之中仍有不適應的感覺，然而開始考慮到hospice之所以有其必要，就是因為感到開發因應肉體性痛苦的新方法，需要有使用這種方法的場所。

第三點是認為hospice有所必要的理由，乃在於需要一種將尊重生活品質的應有態度看得很重要的場所。生活品質常被人稱為QOL或"Quality of Life"，已成了最近的流行用語。例如以治療疾病為目的的醫院這種場所來說，每天的醫院生活是配合它的目的來辦理的，因此像不是接受治療的時間也要儘可能安安靜靜躺在病床休息，這種安靜在醫院裡變得很重要。

醫院之中一天的步調，治療成為安排日程的重心，因此，何時測量體溫、何時測量血壓、何時醫生到病房巡診、何時前往X光室……，凡此都是讓我們的生活來配合治療，它變成了醫院的功能，因而多數的人為了儘量接受效率良好的醫療，當然便不能尊重每一個人的嗜好或自由，即使食物也由院方供應，種種措施都以促進治療為中心，這便是醫院。再者，醫院的環境也得儘量保持清潔，像個人喜好的窗簾顏色啦、睡衣的式樣啦、多擺置一些盆栽啦等等，這些反而會造成醫療的困難，所以不被允許。

如果同樣狀態的人是住在家裡接受治療的過活，想一想所有的人將希望過怎樣的生活呢？多半不會穿睡衣而會換上普通的洋服，或者即使穿著睡衣也會外面披上外套或長袍，衣服大概會穿得與人見面也沒關係那樣的齊整吧！要是能步行的話，會走到庭院去看看或至少在居家周圍散散步吧！若有鄰居來探訪會與鄰居打打招呼或稍微看看書……！若為女性的話，會織織毛線或做做刺繡，或者即使不能從頭至尾也會稍微試看看為菜餚添加佐料，幫忙做些家事吧！或者自己想吃的食物至少也享用一下……！總之，我想大概會配合自己的喜好過著自己希望度日的生活方式吧！因此，認識剩餘生命的短暫，基於這種認識，若是儘可能過著他本人所期望的生活方式，這個例如在hospice這樣的場所之中也是能過著接近日常的居家生活。

醫院是個疾病治好的人也會進入的場所，因此不得不制定把這些人也考慮在內的規則，可是在hospice這一種特定的場所之中，剩餘壽命短暫的人在過活時，為了儘可能讓這種生活過得既滿足又充實，頗下了一番工夫好讓患者如同生活在家裡一般。

至於談到末期病患定期性測量血壓的目的何在，以醫院的情況來說，血壓若是降低，為了提升血壓便會注射升壓劑，這種切實定時辨明狀況成為護理上的一項重點，如果不要延長死亡過程獲得一致同意，那麼血壓就沒有特別測量的必要了。在醫院裡，家屬有時不得不眼看著患者病歿，而與其為患者本身著想讓他安靜地辭世較好，習慣上還是非再一次用藥升高血壓不可，好讓來探病的親戚說：「啊，還有氣息哩！」也因為這個緣故，當發現血壓下降時，給與升高血壓的藥劑是有其實際的需要。為了避免誤時，患者好不容易擺脫疼痛在黎明時分迷迷糊糊地睡著時，「測量血壓！」是我們護士來檢測了。雖然留意悄悄地進行，可是些微的移動還是將勉強解脫痛苦就要進入夢鄉的患者吵醒了。將患者吵醒讓他再體驗身體疼痛的這種血壓測定究竟意義何在，即使我們身為護士者也感到困惱。

安寧院的情況則不會為了醫療者方面的目的而去從事可能讓病患感到痛苦的血壓測量，讓徹底準備迎接死亡來臨的人不太難受的度過餘生，並儘可能能和家人閒話家常。由於是以這樣的目的來採取作法，因此在hospice裡不會像醫院那樣把血壓與體溫的測量當成一成不變的老套來做，而是代之以能夠從事各種在醫院不被允許的活動，像允許患者繪畫寫生、散步或從事各種嗜好等。

以上簡單敘述了從醫療救治轉化為關懷照顧的觀點，包括參與瀕臨死亡者的工作有其必要性、因應痛苦症狀的方法有其特色、在尊重生活品質的立場上照顧臨終患者有其必要等項目，由於醫院之中很難用上述的作法適當地對治末期病患，所以另外成立起來的收容場所我想便是近來出現的安寧院。

安寧照顧的要素

因而若試著去思考安寧照顧的要素，便與方才所說的重複。照顧(care)這個語彙的意義雖然有很深的內涵，不過若說得極為單純的話，首先便有第一點「從事滿懷情意的週到照料」的意味，因此，在這種照料之中，照我們護士的說法便是「基本生活行動的援助」。人無論處於怎樣的狀態，大致每天若能進食便要吃飯，吃了之後必須排出，所以要排泄；然後要將身體修飾得像個人樣，便要洗臉、沐浴好將身體清理得容光煥發；大致穿上衣服便起床做些步行等運動，到了晚上便要睡覺。既然生而為人，這些都是不可或缺的基本生活行動。我們在健康的時候，飲食、排泄、清潔、穿衣、睡眠、運動等都可自己按照自身的方式去做，可是若成了剩餘短暫生命的末期病患，配合病患本人的身體狀況，儘可能心情愉悅地照料他去從事這些基本生活行動，便成了一件很要緊的事。再者，也要將身體清理一番免得與人見面給人留下嫌惡的觀感，他自己想吃的食物至少也享用一下，而排泄時是讓照料者較感為難，不過儘量不要有害羞的想法去幫助他能順利排泄。對於這些身而為人的基本生活事項，要儘可能小心謹慎地減輕病患的負擔，心情愉快地給予照料，這樣便是安寧照顧的基本性質。

在醫院的場合裡，基本性質在於治療疾病，所以治療成為醫院的重心，因此病患的行動受到節制而非躺在床上不可，服飾方面也以方便治療的睡衣較為適宜。在安寧照顧的場合裡，則儘量心情愉悅、態度溫和地在基本生活行動方面照料病患，首先便成要緊的事。

第二點是剛才也已提到的症狀控制。

症狀控制在西醫稱為symptom control，是要以藥物及其他方法抑制各種疾病的症狀。這一點若未能確實做好，病患的心理也不能適當地處理。

其次雖然會出現心理的問題，不過心理問題基本說來，我想每個人都能自己解決，大家都具有能渡過痛苦的能力。第一點與第二點的事項若能恰當地實施，那麼第三點豈不是要相當依靠自身的力量才能克服問題嗎？我想這方面會有各種不同的意見，所以也許向諸位請教較妥當吧！

第三點便是精神上的支援，也就是為了面對死亡所做的心理準備。只是，正如剛才所說的那樣，當代多數的hospice都具有宗教的基礎，hospice的場所大都由宗教性基金或宗教家等所設立的。可是，即使在這樣的場所也沒有舉辦諸如宗教性的演講，或是將宗教性的事情當成例行活動按時加入日課之中，它的特色只能說對於尋求宗教信仰的人立刻能獲得宗教的提供，或是準備好了這樣的環境，因此，在hospice裡大致都有從事禮拜的場所。這種情形即使是基督教所設立的，也有不拘於特定宗教形式的禮拜場所，好讓任何種類的宗教也能在那裡進行禮拜。其次，宗教家會定期訪問病床或若有必要隨時會為患者進入病房，確實有這樣的型態；禮拜天必定會舉辦各種宗派的禮拜，確實準備著想參加的人到那裡參加就可以的環境。我想這是曾到過歐美的人都知道的，不過並不限於hospice。歐美的醫院，即使在一般性的醫院裡也大都設有小教堂(chapel)，並有醫院附屬的牧師，因此未必就能說這是hospice與眾不同的獨有特徵。總之，在hospice裡準備著這種宗教性場所與神職人員，確實是它的特色。

在精神上的支援方面，還有一點特別是在護士或醫生之間被認為是件要緊的事，那便是保持密切的溝通(communication)。所謂「密切的溝通」並非這方教給對方什麼，而是對方能自由表達他感受的心情，病患自己也能留意到本身內在的感受那樣成為具有溝通能力的人。

在精神上的支援方面，經常受到強調的便是「傾聽」——傾耳聽人說話的技巧，它成了面談的基本技巧，被認為是很重要的事。

下午一到面會的時間，hospice裡來了很多面會的人。其中若有誰也沒來面會的患者，護士便分頭前往這類人的住所，坐在他身畔的椅子上進行傾聽，這是有些hospice規定每天要做的日課。傾聽的方式如何進行呢？護士走到患者的身旁，雖然不須多說什麼，可是仍要滿懷心願說：「哎，我現在獲得了想要聽你說話的時間，你要談什麼都可以哩！」說著便在患者身畔坐下，於是靜靜地聽聽患者說起話來。當然，有時也會出現交談的反應，此時並非這方開始喋喋不休地談起各種事情，而是懷著這樣的心情參與：

「你是想說些什麼吧？我希望跟你聊聊天，你說什麼我都想聽聽哩！現在有的是時間嘛！」

下面是刊登在雜誌上的一篇故事，其中的會話我認為非常難得。有一次hospice的護士入座之後，看到患者枕邊擺著一瓶養活了的美麗非凡的黃色大水仙，那是一瓶錯開花季開花的水仙花。以英國來說，大致在三月左右，水仙或番紅花(crocus)會在公園一齊盛開，紫、白、黃色的花朵到時將園內舖成一片絨毯一般，形成春天翩臨的景觀。可是，水仙在病房裡綻放卻仍是十二月底，還不是水仙盛開的季節卻在花瓶裡一片亮麗地怒放著，她一面想「花開得多漂亮呀！」一面默默地坐在旁邊，這時患者說道：

「這瓶水仙很漂亮吧！」

「這瓶水仙真的很漂亮呢！是誰帶來的？」護士這樣一問之後，患者回答：

「是我的朋友為我帶來這些水仙的。」

「真是很漂亮的水仙哩！」

護士情不自禁地再度讚嘆，患者卻有點顯出落寞的說：

「這是溫室開花的水仙呢！二月或三月水仙在公園開花時，我大概已經離開這個人世了吧！」

在這種情況下，通常日本的護士（包括我在內）會這樣鼓勵病患：

「說什麼嘛！何必說這麼不爭氣的話。非努力活到看見公園的水仙開花不可，振作起精神來啊！」

這是很平常的會話哩！然而從某種意義來說，這也是非常讓人掃興的會話。患者本人知道自己活不長久才這樣說，而我們既是身為醫療者，當然更清楚這種現實。

當時那位hospice的護士，雖然胸中充滿種種想說的話，可是稍微靜默一會，便如此回答：

「這些花朵如今在花瓶裡正開得燦爛嫵媚，就好好來欣賞它一番吧！」

這樣子的會話，其間是有若干無言的應對，它提到的是能夠基於內心真實進行真正會話這樣的精神上交往是有其必要的。所謂精神上的支援，便是在這種日常性的各種會話之中，彼此一面認識正在發生的事實，一面也互相對此同感悲哀，並且稍微互相安慰，這是深度的溝通。這種精神上的支援，除了技巧上需要相當訓練之外，對我們來說，精神上的準備當然也成為必要吧！

安寧院之中的患者對於自身被安排的命運會深感悲哀或會對自己為何罹患這種疾病而忿忿不平，不免會把這種悲忿之氣發洩到就在身邊的護士或醫師等安寧院之成員的身上。患者感到死亡逼近而心理異常害怕，因此會把這種心理表現在種種行為上，像會焦躁不安地頂撞起醫護人員或其他各種事情等，但是理解這種情緒反應的內在意涵，而去從事對此確實加以寬容的參與，這在精神上的支援是很重要的。

在第三點裡，那種場面若有必要的話，宗教人員當然也會參與，但精神上的支援正如現在所說的，深度的溝通——透過日常性會話的溝通——可說已成了它的基礎。

以上所談的一、二、三這三點，是與病患本人有關的事項，而第四點則屬於家屬之支援的事項。在安寧照顧的場合，將病患本人與家屬當成一個單位或互有關係的一體，是我們的基本態度。這就是說，面臨死亡的患者本人當然會有種種不得了的感受，可是家屬也會因失去自己的親人而痛苦良多，因此認為家屬也是我們關懷照顧的對象，對家屬成員和臨終之人離別的那種悲傷加以支援，也是安寧照顧的要務。其次，我們伸出援手好讓身為家屬者去照料臨終的病患或能做家屬該做的事，也成為家屬的支援。家屬透過親人面對死亡的事實而凝視自身的死亡，對此加以支援也成為安寧照顧分擔的任務。另外一項是，為了讓家屬成員從親人實際病歿之後的悲傷之中恢復過來，死別之後的支援也成了家屬支撐的力量。在這層意義上，家屬支援的內容便含括了種種的事情。

總之，上述這四點——前三點關係病患本人而第四點涉及病患家屬，我認為是構成安寧照顧的基本要素。

安寧運動

當前日本死亡原因的首位是癌症，腦中風及其他循環系器官疾病約占第二位。由此看來，安寧照顧的運動當然非更加推展不可。開頭時提到過hospice的運動有三個階段，而時代最近之以癌症患者為主要對象的安寧運動，以歐美的情況來說，大致可以認為是始於一九六〇年代的後半，這種表現一般稱之為"hospice movement"。

我們的話題雖然一直在講hospice這樣一個場所，可是所談的不只是像獨立建築物的安寧院，現在連一般醫院之中也會把一間病房佈置成hospice的型態，這一點我想諸位大概也知道吧！在大阪淀川的基督教醫院內所出現的安寧病房，便是日本的代表性例子；另外，在千葉的國立松戶醫院或北海道的東札幌醫院之內，也有仍和獨立的hospice型態不同的照顧末期病患的P.C.U.（Pariah Care Unit，流民收容單位）場所。目前日本尚無專門醫療小組，而歐美的一間醫院之中則有安寧照顧的專家小組，大致是由醫生、護士與社會志工三人編成一組。這些人的任務是前往癌症末期病患入院的病房——並非去把患者轉移到別間病房而是前往患者所住的病房，就地對患者進行專業性的安寧照顧。還有一種是目前我們正在竭力推行的家庭照顧(home care)，這是具有安寧照顧之知識的人與關懷病患的人前往病患的住處，在患者家中儘可能實現方才所說那些要素的一種安寧照顧型態。要而言之，雖說是安寧運動，也並非一種固定存在的方式，一般認為是有各種的型態。

日本的安寧運動起於何時雖然記得不太清楚，不過大致是從一九七〇年後半才開始的，跟歐美的情況相比，大約晚了十年吧！

另外一點我想在這裡稍微提一下或許較好，這便是安寧照顧與臨終照顧(terminal care)的不同。hospice的場所往往讓人感到是個等死的場所。先是疾病被發現而開始接受治療，說不定積極地進行治療病情會暫時穩定下來，疾病當然可能因此而痊癒，病情雖然暫時穩定下來，但也會再度復發，復發的病情不久會再度開始惡化。剛才提到過胰臟癌被發現後用手術來治療，並照射X光線。雖暫時治好了，卻再度開始出現症狀。如此一來，病情隨後便惡化起來，可是稍微繼續用化學療法來試試看，儘可能稍微繼續運用某些療法，儘可能抑制病情的惡化或至少尋找是否有治癒的可能性——這些仍是經常在嘗試的。而最後遺憾的是，人終歸是要走向死亡的。即使繼續各種積極的治療，還是會出現各種痛苦的症狀。痛苦的症狀若出現時，便採行抑制症狀的對治療法。這種痛苦症狀開始出現而進行對治療法的期間，便是安寧照顧。痛苦症狀開始出現而對於疾病的一般性治療儘管仍部分持續，卻在中途會停止一般性治療，轉而採行針對症狀的種種對治療法，這便是一般認為的安寧照顧。

即使進行安寧照顧，也是會成為更加臨近死亡的期間，這一時期便認為是臨終照顧。雖然對此抱著相反想法的人不在少數，但是實際上並非如此，患者最後的臨終照顧之期間，並無一定的期限，不過大致是將最後的三個月左右期間認為是臨終照顧。就算認為是三個月，有時也會拖長至一年，這會因患者的壽命或各種狀況而有所不同。

患者仍在持續某種程度的治療，而那種治療逐漸失卻效果以致痛苦增多，因此儘可能朝著不治療較好的方向設想，而寧可積極展開因應痛苦症狀的對治療法，這段期間當然便是安寧照顧的開始。因此，若無這樣的觀點，便會認為安寧照顧只是因應死亡已經迫在眉睫之病患的療法，例如儘管飲用嗎啡等藥物來抑制疼痛，卻還是有人存活了好幾年，可是像「若開始飲用嗎啡，壽命只剩三個月」之類的誤解現在仍存留在日本人的觀念之中，因而形成怎麼也不能順利控制病患痛苦症狀的狀態。

若能讓大家了解 hospice 的場所並非是一個定型化的特定場所，而是可以具有種種的型態，我想便是一件可喜的事。人類因疾病或其他原因而剩餘短暫的生命，為了掙扎活下去，周圍的人寧可用各種方式來抑制患者的痛苦、給予支援並護持患者的家屬，與此相關的場所和方法便是hospice，若能讓大家知道這麼一個地方便是值得高興的事。就這層意義而言，正如方才在講安寧照顧之構成要素時所提到的，我們的看護或照顧說來也成了相當重要的要素，因此即使在看護之中也成為讓人極感關心的領域，我們也願意儘可能竭盡所能繼續努力下去。

⑥死亡的恐怖及新「生命」的蒙受

四廣慶子

因甲狀腺腫脹與癌症而動了兩次手術

我是剛才被介紹過的四廣慶子。我想無論有怎樣不凡的體驗，而且無論怎樣都想把它講述出來，但若無聽講的場所與聽講的人，那就不具有任何意義了。今天非常感謝田代先生為我們成立這樣的場所，諸位聽了我的體驗，即使只有些許感觸，若能在今後的生涯上獲得參考價值，便是我最感欣慰的事。

昭和四十一年（一九六六年），我因罹患甲狀腺腫脹與疑似癌症而被宣告要動手術。就這樣盯著死亡，讓我抱著出生才三個月大的嬰孩不禁詛咒起自己的命運來，並且還對疾病感到痛恨，何以是在這段時期、在這個年齡……？由於家境貧窮而不能過著和一般人一樣生活的我，好不容易抓住了幸福，在這幸福的頂端時，為什麼……？突然，內心的平衡完全崩潰了，痛恨詛咒一切，彷彿發瘋一般。當比誰都貧困，比誰都淒涼，在自己身無分文時，對死一點也不感到害怕；但受到丈夫的垂青，在感受到不合身分的幸福時，雖想努力去接納死亡，卻怎麼也辦不到，無論是誰如何勸慰也是充耳不聞。要是此生只活到今日，就讓幸福轉移到這孩子身上吧。我只能看開所謂幸福終究與己無緣，尋找心情平靜下來的場所讓自己明白。

進入手術室時，不得不對丈夫說：「這孩子就請你多關照了！」說完之後覺得自己的生命彷彿真的喪失了一般，拼命地忍受住；但是，嘴上被套上全身麻醉的口罩，在意識逐漸轉趨微弱之中，此時對於自認該說的話先說為妙，還是感到相當後悔。

結果六小時後從麻醉之中醒轉，感到自己還活著，當聽到手術成功時，便想到已重獲生命。起死回生之後的十七年，在教養兒子當中眼看著他會站立、會走路，天天過著感激與幸福的日子，有時也會懷疑是否身在夢中？

昭和五十八年，再度接到宣告要動胃部手術，再次過著每天凝視死亡的日子。生下來三個月大的嬰兒也已十八歲，是高中三年級生了，目送我兒上學去的背影，覺得他雖然受到父母過分的溺愛，卻也長得身強力壯，極為討人喜愛。

十七年前凝視死亡的時候，必定是年輕的緣故，在內心的一角滿懷信心地認為：「怎麼會受得了留下這孩子而死呢？我無論發生怎樣的事也絕對不會死，神明不至於唯獨對我這麼無情吧！」覺得自己連髮梢、指尖都充滿了對生命驚人的留戀。可是，這次再也找不到那種執著心，「這次說不定真的不行了！」這樣的聲音像紮根於耳底般地不斷悄聲細語，無論怎樣想拂掉也白費。意識由於貧血、頭暈眼花而轉趨薄弱，在醫院的走廊、在路邊、在家裡，好幾次昏厥過去。這時與上次一樣，總覺得所看到的、所接觸到的全部東西彷彿到今天為止都要跟它們說再見了，而要在瞳孔的深處先留下它們強烈的印象——內心仍出現這樣的固執之念。

面臨死亡的深淵

常常楞楞地站在路邊，直到汽車從後面駛來發出喇叭聲，才讓自己的神志恢復正常……。內心的柔腸寸斷使自己什麼事也不能做，自己生存下去的道路突然在腳底下消失了。其他的人有路可走，何以我卻無路可走呢？不分晝夜，只要一抬頭仰望天空，便可看到一片血（鮮紅）色。呼吸的空氣逐漸變薄而有窒息感，能活著的時間像烤箱的定時器那樣剩餘、空盪的聲響正在消失之中。而身體被一股奇異的力量拉進無底的沼澤裡去，也被丈夫與兒子全力拼命抓住，力量只要稍微放鬆便會一下子掉落……。

想要割斷對於自己有關係之人、物的留戀之情，而非先處理好身後之事不可，但應該如何、先從那裡處理卻讓我感到一片混亂，真是「剪不斷，理還亂」，愈想努力這種執著之心便愈是沸騰。結果什麼也不能辦，倦怠於這種內心的糾葛時，一股睡意襲來讓我似睡非睡地打起盹來，於是這次是被告知癌症正轉移至全身的自己，被那種自己葬禮的惡夢魘住。「不！不！」讓自己的叫嚷聲給吵醒了，「啊，是場夢吧？太好了！」鬆口氣後張眼一看，卻只見眼前有一束訪客留下的白色菊花，其中自己的遺像正在微笑。

我已經厭煩了！真希望有誰幫助我，真希望有個讓這種心情平靜下來的場所。只要稍微一點點時間就可以了，若能向家人說出這種胸中的話，那將會有多快樂啊！可是，這是絕對辦不到的事，即使告訴別人也唯獨不能告訴家人，因為家人聽到了應當會比我更難受……。

全身粘糊糊地貼上擺脫不了的「死」與「癌」等字，越發想到讓這個生命捨棄自己豈不是會較輕鬆嗎？雖曾考慮過自殺，但我卻是缺乏那種勇氣的人。何以偏偏是我？在我正滿懷這種混亂的心緒時，有位把衣服扔下不管的僧職人員，一面怕人看見一面躡手躡腳地來到我的病房，用全身之力握緊我的手，跪在床邊說：「妳的那個生命，它並不真的屬於妳的，也不是妳父母的，生命源自於大宇宙。靈魂是神明將些許宇宙的原子注入人體之中，而讓人出生、存活，生命是向神明借來的東西。自己以及現在，都是借來的東西，時間一到借來的東西必須歸還。情形便是這樣啊！」他說得簡直就像自己親眼看到一般。又說：

「呼吸、運動、飲食、排泄，什麼也不是自己做出來的。妳是否曾想過自己是什麼？並沒有所謂的自己啊！人出生的時候什麼也不懂，到了有意識的時候渾身充滿著自我，認定是我、自己與自己的東西而活下去。但是，生命是宇宙的一些微粒，而拋棄身體這個軀殼回到天上之家的時刻已經來臨，接著即將返回到大宇宙。出生、存活雖然會有痛苦、悲傷的事，可是也充滿了快樂的事吧！為了讓神明替妳送行，向祂致謝再回家吧！

「人並非由於疾病或意外事故而死的，這是要讓留在人間的存活者懂得的手段，因為若無任何理由便死，家屬便會想不開。」

在聽他說這些話的時候，似乎覺得可信，感到用語言難以表達的死亡之恐怖，彷彿從我正被握緊的手裡連續不斷地流向僧職人員的手上，而死亡的恐怖轉移到對方之後，內心感到很快樂。

接受手術，胃臟的全部摘除手術成功了。昭和五十八年切除之後，如今完全沒有胃臟。

第三次蒙受了生命，可是，癌症的恐怖現在仍照樣揹負在背後。雖然是非常沈重的恐怖，然而潛伏的癌細胞若是要以這個身體當成土壤來發芽，那也是我身體的一部分，我想毫無疑問是自己的東西，因而既不厭惡忌諱也不排斥，就與癌症共存吧！而死的時候一齊赴死也好。動物也好人類也罷，若自己認為討厭或害怕而加以拒絕，這樣從那時起與他便會成為對敵，若是動物便會發動襲擊或予以危害。若認為沒有比這更可憐而加以愛護，便不會胡鬧撒野，癌細胞也能跟我同生共存。當我這樣想時，覺得那緊追不捨令人害怕的腳步聲好像已離我遠去。若有人認為我不可或缺，無論如何也念念不忘地希望我活下去，那段期間也許我便能活下去，我現在的想法便是這樣。

蒙受新的「生命」

現在深深感受蒙獲新的生命而能活下來的恩惠，於是極為平常的事無論拿任何一項來說都變得並不平常。若是生而為人，當然便在自我、自己的東西之中過著地球是為自己而旋轉的人生，但如今則對一切——例如能夠步行、站立、坐下，能夠說話、聽人說話、具有判斷能力，懂得逃避、會感動之心，能夠睡眠、早上會醒來——懷著感謝、珍視與不敢當之情。尤其以我完全沒有胃部的情況來說，關於能夠飲食、消化的食慾方面，無論怎麼想也不由得讓人感到不可思議。出院的時候，讓我看經由透視的自己腹中，唯有細細的帶子彎曲著，用這雙眼睛拼命努力注視，卻無處覓見胃袋……。

起死回生之後的五年之間，我的空腸(Jejunum)在十二指腸的教導下完全掌握了已經消失的胃部之工作，如今我還會感到胃部切除前常發生的胸口難受與胃部不舒服感，若用手觸摸空腸的部位向它發出「感謝」的信號，彷彿便會聽到「就任憑它這樣」的回音。

早上起來並不想進食，可是想料理菜餚的心情卻倍於常人。以前料理菜餚，由於製作手續極為麻煩而手藝拙劣，完全偷工減料應付了事，一點也不曾感到樂趣，兒子便經常向我說：「別人家的母親料理都很高明，何以媽媽的手藝卻不好呢？到烹飪教室去上課好不好？」如今站在廚房的調理臺前做菜，卻感到非常快樂，而不可思議的是能巧妙地料理出美味的菜餚來，常常受到丈夫的稱讚。近來做菜更是得心應手哩，有句俗話說：「唯有喜好的事才會熟能生巧。」說的便是這樣吧！做好菜餚一端上餐桌，蘿蔔、胡蘿蔔、馬鈴薯與鹹沙丁魚乾等都是有生命的東西，便產生非把它們吃下去不可的心情，至此缺少胃口的食慾，便波濤洶湧般的顯露出來。對食物好像懷著「感謝」之情，不想吃的飯食也能進食。實在感謝，還能活著！這樣讓我能維持三十六公斤的體重，並朝向四十公斤的目標……。

此後要是從腦神經發出這樣的命令：「為了出恭，請上廁所！」等了一會兒，便急忙奔向廁所。手術之前，認為廁所是個臭味撲鼻、夏天太熱而冬天又太冷的討厭場所，忙的時候或正津津有味地觀賞電視節目時，更是讓我厭煩，可是現在一到了想上廁所，便認為「還能吃喝」而感到特別高興，彷彿這是個能讓我活下去的入口。因為出恭所以能進食，因為能進食所以能存活，若是不能出恭，那時便完全死翹翹了。「拉出來了，拉出來了！」是當時的喜悅之情，開始的時候一出恭便高興得眼淚都掉下來，而且高聲呼喊：「老公！拉出來了，拉出來了！」讓廁所的大門照樣開著，喧鬧地叫嚷：「看哪，看哪！」高興得真是不可思議……。

即使現在每逢一天八回的飯食還是會遭遇傾倒(dumping)症候群（胃切除後綜合症）——胸口難受、壓迫感、呼吸困難、頭暈目眩、心悸、臉面任意發熱、口乾舌燥、全身汗濕、倦怠感、虛脫感、噁心等，出現的症狀真是多姿多采！我想若不進食就好了，但不吃也是不行的！醫生便曾跟我說：「吃得過多或吃得過少，都會引起腸部的黏合喔！」雖然胃癌可怕的地方在於將整個胃摘除，一點也不存留，但是只要醫生不曾若無其事地提到：「那種傾倒症候群會持續到死為止喔！」我奢望地想，那將會是多快活呢！「一進食就常會感到難過。」對於我所透露的話語，朋友便說：「莫非是妳在前世只顧自己盡情飽食美味，而把剩菜殘羹留給別人、虧待別人吧？」說不定是這樣呢！有時也會悲哀地感到「為何偏偏是我……」，但活得比我更苦惱的人多的是哩！「可別忘了這些人的處境。」自己這樣自我安慰。

看得見無形之像，聽得到無聲之音

現在是過著看得見無形之像、聽得到無聲之音的人生。和花的會話——當花呼喊著：「要水！」或說道：「水太多了！」我便低頭賠禮說：「請原諒！」說了「想曬太陽」之後便將它拿到外面，訴說：「想接觸夜晚的露水。」「想看看月亮。」便將它們拿到外面。想儘量彎下腰身向路邊怒放的花朵打招呼：「真漂亮啊！」「好可愛哩！」如此一來，彷彿聽到它說：「謝謝！」還有，和麻雀的會話——要是把餅乾碎片丟給飛落到庭前的麻雀，第二天開始便會飛來三、四隻；若是把自己正在享用的餅乾分給牠們吃，便會到來七隻。把三片餅乾分給牠們啄食著，仔細一看，總覺得其中有看來像是親子關係的麻雀，還有腳部受傷勉強能飛的麻雀，我是照料著那隻跛鳥的朋友吧？在那樣的情境當中，我聽得到聲音，也懂得話語，天天過著與昆蟲、蜥蜴、青蛙、蝴蝶對話，也與風兒親切談心的日子。風兒的姿態近來可以看得很清楚。我的兒子現在住在池田市，從西邊吹來的風若會撫摸上我的臉頰，便想向觸摸過在池田過活之兒子而來的風頭打聽兒子的音訊。天天都是美好得令我感動的日子！

在蒙受那種生命之後的人生或生活方式之中，可以感覺、聽聞、看見神、佛的存在。有很多不可思議的事情，的確看得到佛陀，近來還能聽到佛陀的聲音。是怎樣的心胸讓我培養出這樣的能力呢？若細加想想，便是改變自己的心態，所謂生活便是分享。生活的意義便是做些有益於別人的事——自己並非屬於自己的，彷佛自己已從自身之中消失那樣。當心中除去這個「我」、「自己」時，一切東西看起來都美麗，所有的人看起來都是好人。即使遭人故意刁難、即使遭遇悲哀的事、即使遭遇痛苦的事，也都能把這些當作是我為了生存下去的必要之事而加以接納，於是悲哀就不成其為悲哀，而痛苦也不再是痛苦了。

佛教談話會的野田風雪先生，曾經說過這樣一段話：

有美妙的日子，有悲傷的日子，有苦悶的日子。並非日子有好有壞，而是我內心的狀態造作了好與壞。人並無突破自我的力量，往往是遇見了好人才除掉。除掉自我，便能看到事物的原貌、聽到事物的原聲。

我從野田先生那兒蒙受很多教誨，而後看得見澄清的人世。若遇見熟識的人，並不特別感到高興，說不定會心情不好，但還是會下意識地走過去握緊或摟住對方的手。儘管反省起來有點卑鄙，但若交上新朋友會感到更高興，我是個無論是誰都想跟他說些親熱話語的人。不管多麼有錢、地位有多高、擁有如何健康的身體，要是缺乏真正的朋友，那也就不像是人生了。

晚上睡覺時，常常想就這樣一覺睡到天明不再醒來也沒關係。我對一切懷著感謝之情，因為今天整日竭盡所能活下去了，而且因為說了「謝謝！」第二天早晨一睜開眼睛，今天又蒙受了生命，務必要竭盡所能活下去不可。人因為遇見人而妙不可言，希望大家能認為遇見或能遇見很多的人實在太好了，去過確實的生活方式吧！體驗到比誰更大的痛苦與悲哀太好了！渡越了比誰更多的苦惱太好了！獲得很多人的幫助……！這是我現在深深的感受。讓我甚至兩次面臨死亡的深淵，何以偏偏是我？……也有這種怨恨的時日，可是，如今感謝著讓我蒙受最高的體驗，能活下去太好了！活到今天太好了！曾經因為貧窮的緣故而想自殺，但如今所有這一切都成了我的資產。

今天讓我能在這個場所說話，能與諸位見面，也是由於曾有上述之體驗的緣故。今天這個可喜的體驗，又給我增加了一項資產，而湧起了明日生活的活力。

與其聚集喜悅
不如聚集悲哀
似乎更能接近幸福

與其聚集強者
不如聚集弱者
似乎更能接近真實

與其聚集幸福
不如聚集不幸
似乎更能接近愛情

這是星野富弘先生所寫的詩句，是我在動完手術之後的痛苦當中偶然讀到的作品，如今仍把它當珍寶一樣懷藏在心中。

我想不容易聽懂或難以理解之處可能不少，接下來的時間若蒙大家傾聽我不成熟的話語，那就真的很感謝了。

生命是借來的東西

我一向認為生命完全是自己的東西，而且一直認為自己仍然是自己。不過第一次手術時年紀尚輕，對這種事還不太明白，可是在第二次的手術時，涉獵了各種書籍，也聽了各種演講，若有精彩的演講，甚至會動身前往東京……，因為聽講只需片刻工夫，若不去追求心裡便會感到有些過意不去而出發了。由於這樣，當各種談話或書籍內容提到「生命便是宇宙」的時候，總會覺得彷彿閃電或電流通過自己的身體一般。啊！就是這句話。我一直在思考生命是什麼？靈魂是什麼？那就是宇宙嗎?!

要是這樣的話，接下來要思考的便是宇宙是什麼？我想到的是宇宙便是全體。其中偶然聽到僧職人員這樣說：自己既非什麼宗教家也非別的什麼，雖然人世間有各式各樣的宗教，但是我全然不拘泥於這些，因為我以說我就是我而自豪，當此之時，所謂的生命便是由宇宙的微粒灌注而成的。這番道理是可以從內心領會到的，是的！一定是這樣沒錯。

而且在手術治療的時候，讓我洋洋自得地獲得了解答：「是借來的東西呀！」是借來的東西嗎？是這樣的話就必須歸還，因此人既會死去，而蟬與蝴蝶也都會蛻皮。以盆栽植物來說，若把枯乾的枝葉去掉，根部便會長出新芽。是這樣的，要是我的兒子長大了，我就已經不是必要的。由於這樣，我現在還絕對相信著「生命便是宇宙」，也認為所謂的死便是被吸收到大宇宙之中。我希望死的方式像晚上睡覺那樣，並且逝世的時候能對丈夫與兒子留下這樣的話語：「下次再會吧！」

癌症的告知與我的家屬

我若設身處地的站在丈夫的立場，我想會更加不幸、會更感痛苦。現在我身為病患還可以自處，而丈夫的想法究竟怎樣呢？心情究竟會如何呢？一思及此，真讓人心如刀割。其實我的丈夫比我小三歲，我是比丈夫年紀大的媳婦，然而丈夫現在已經頭禿髮白了。每次見面總是這樣說：「啊，我是因為有這樣的身體才會變成這個樣子，不需道歉，要不要去買抗皮炎膏？」「好啊！就這麼辦。」每天若有時間的話便給他按摩頭部，好讓毛髮長出來，丈夫雖然道謝，可是毛髮……。

只是以我的情況來說，結婚時已經罹患甲狀腺腫脹，而體重是三十五、六公斤。並且或許不是能享高壽的身子，因此當他提出求婚時，便說：「要是結了婚，或許我隨即就會死呢！」「好！就算立刻就死也要娶妳。」他就是這種人哩！「要是和我結婚至少能讓妳感到幸福，就這麼辦。妳到底喜歡還是討厭？」不管喜歡或討厭，「要是有這麼好的人，立刻便出嫁。」因此便讓我們結婚了。由於這樣，我想當時他已有了心理準備，因此即使在現在他也會說我是「撿到了！撿到了！」當然是指白撿的東西。因此，起初的時候他多半也認為我已經不行了，這一次我想大概也是這樣認為的吧！

雖然親戚們都說他並不是那麼好的人，可是對我來說他卻是個好人哩。說來可能有點自吹自擂，但是說得誇張一點，有時我真以為他若不是神明就是神明的化身。我若說想到某某地方去，便立刻會陪我一塊去，未曾說過「不去」的話。若說想要和服便幫我買，若說想要洋服便買給我，由於這樣，所以我並不任性恣意的要求。這次我罹患癌症期間，他或許因為聽了許多有關病情的談話，自己的信心發生動搖，因而特別表現出堅強的樣子。

有時候我無論怎樣也想聽到「癌症」這個字眼，我一直沒有從醫生那兒聽到，大概百分之九十九是這樣吧！……也沒有受到告知，因為那會成為最後致命的一擊……。只懷著「或許是吧」的懷疑心情，今天來到這裡也是懷著這樣的心情。手術後半年左右，我用策略要套出真話地問：「手術之前，醫生叫你去跟你說什麼呀？」他支吾其辭地回答：「沒什麼，沒什麼……」其間我恢復健康的時候，有天晚上在用餐時，他提到：「說的應是惡性腫瘤呀！」

丈夫說得彷彿不認為惡性腫瘤和癌症是一樣似的。他這樣一說，我的碗筷碰一聲摔落，像是遭受致命一擊似地呈現了恍惚狀態。然後大約一個禮拜之間，在二樓與樓下過著分居生活，因為雙方都變成實在是彆扭可笑的狀態……。此後有關癌症的一切話題都成了禁忌，對丈夫與兒子絕口不提，而對母親或兄弟姊妹則不在乎地嚷道：「我是得了癌症。」對朋友更是大聲叫嚷，唯獨對丈夫和兒子仍然絕對不說，我認為就是不能說。

因此，正如醫生所說那樣，不想告知我罹患癌症。要是生下來時便是基督教徒，將癌症告知患者便沒關係，可是……。像我這樣到了後來才會感謝「神明、菩薩」保佑的人，多半是不行的。不說或許會不一樣也說不定，只想讓對方存留生存的希望。

對有宗教信仰者的癌症告知

在此之前，受到田代先生的委託，讓我在《名古屋御坊》這家報紙寫了一些東西，在談到癌症的告知時，我認為宣告死亡時若不屬於完全的宗教性是不可以的。像我有了那樣的體驗，雖然領會這個生命是借來的東西、是宇宙的微粒等道理，但還是不願意讓人面對面說：

「妳罹患了癌症！」

這麼說來，要怎樣才能信仰呢？我想恐怕需要花上今後的一、二十年時間。日本人若非與基督教教徒同樣一生下來便被灌輸佛陀的存在，便會像我一樣信奉著從此神信到彼神的階梯宗教——這下就牽涉到二十幾個宗教。那個好、這個不錯……，從九州走到琉球的前端，參與各種傳聞，即便這樣還是不能信仰，因為並未成為自己的東西。手術的前晚，我唯有相信握住我的手的那位僧職人員的說法。雖然我也相信他的話語，可是那只是身體的部分相信，並非全身都相信。說來不知哪兒好像有點領會、明白的，老實說便是死亡的恐怖。

方才森先生跟我提到「癌症並不可怕」，我回道：「是嗎？變得不那麼可怕了嗎？」因此今天能在這裡跟先生會面實在太好了。

美國好像有百分之九十九的癌症受到告知，在醫師面前我不該提到這麼狂妄的話語，可是……。讓我想說的是，現在癌症的告知嚴格說來，是站在醫師的立場來考量的吧！讓人覺得好像是在逃避似的。因此，今後我們的子子孫孫出生的時候，從出生之日開始便應確實灌輸日本人根深蒂固的一種宗教——不是那樣有很多的宗教，而是像基督教只要一種就可以。以日本來說，應當只要佛教便可以了。

但是，實際情形則是有各式各樣的信仰，連到醫院住院就醫時，都會有某些人跑來說：「有這麼好的東西哩！」「請光臨這個，會獲得拯救喔！」在推辭上也會為難，便有人謝絕說「我除了祖先啥也不信」，雙方竟因此吵起架來。

因此，就算從今天開始也不太遲，請宗教人員務必不要成為葬儀佛教……，身體託付給醫生，而心靈則務必由宗教人員來看管。

醫院缺乏溫情

這一次我即使病情復發再次逼近死亡，也不打算再度前往醫院。人生已經活了五十年，已經夠了。因此，我對丈夫有個請求：無論發生什麼事也不要為我呼叫救護車，可能會疼痛、可能會痛苦，但因為這是我的痛苦、是由我自己承擔，所以無論如何要在榻榻米上，右手讓你握著而左手讓兒子握著，如此瞑目辭世。我是絕對討厭目前延命醫療的療法，我不是要說護士人員的壞話，但護士照顧病患恐怕是有些冷淡，希望再受些教育。

我也不希望再接受打針注射。總之，躺在榻榻米上，蓋自己的棉被、穿自己的睡衣……。因為生命絕對是我的，並不送給醫師或護士。（會場響起笑聲）我要帶著生命前往彼世，並且歸還我的生命。

若到了那時候，說不定會因受不了痛苦而叫出：「老公，救護車！」不過，目前在那樣的打算下正在好好佈置一間有拉門的房間。我很喜歡拉門、很喜歡壁龕，死的時候要在這間房裡入殮，而且我的重要東西也有安排。在此之前便曾對丈夫說：「老公，我若死了也把這些東西放進棺材喔！這些也很重要，所以要放進去啊，這些也要放進去喔！」「把妳收殮之後，若把那麼多的東西擺進去，棺材豈不爆滿？」「那樣的話，就請再製作一副棺材。」因為我想要把自己的身體與自己的重要物件、兒子寄來的信、丈夫寄來的信以及收受旁人的重要東西都放進去。這些對諸位是否有些參考價值？

⑦我如此看待死亡——關於癌症的告知

森 泰樹

罹患癌症之內科醫生的告知騷動

我是豐橋市民醫院的名譽院長森泰樹。今天與會的醫生不少，曾上過我醫院的人也在場。以下要說的不論好壞，就試著按照心裡所想的來談談。

剛才四廣女士娓娓闡述了自身具體的經驗，是一場極具感染力的演講。從她的談話聽起來，在罹患疾病之前與現在之間，對於事物的見解與看法似乎還是有所不同。

我們身為醫生的人會看到各式各樣的死亡，不過這只是旁觀者的談話，只是客觀性的看到而非主觀性的看到，因此內容不像四廣女士那麼具有感染力。但是，從與這些人遭遇的各種經驗——由於不是死過的人，我想談談有關死究竟是怎麼回事的看法。

關於癌症的告知方面，其中存在著種種問題，結論我想留待後面再談。這方面我也有過各種經驗。年輕時到豐橋上任，立即遇到一位醫生罹患肝癌，他辭世之前我也拜見過。這位先生畢業於九州大學的醫學部，是從事肝臟研究而獲得學位的人士。為了欺騙他不是罹患癌症，真是費盡苦心。若跟他說不是肝癌而是肝硬化（肝硬化與肝癌有點類似），他便提出種種辯駁，也帶來書籍或各種人物撰寫的論文，咄咄逼人地說：「該是癌症吧！」這下子可不能辯輸給他，因此盡說些醫學上的謬論來強詞奪理。到後來，由於他內心深處寧願認為不是癌症，所以當然還是上當了，「是這樣嗎?還是正如先生所說的哩！」他這樣一說，心情總算放心地平靜下來，而不久他便撒手人寰了……。

在大學一起唸書的朋友當中有位在內科擔任副教授，是個非常親近的朋友，可是他卻死於癌症。一般說來，若是大學內科的主力人員，大致會承擔各種罹患癌症之醫生的治療任務。由自己承擔而不託付給年輕醫生，一面跟他說「不是癌症」，一面則採取靜觀其變的立場。我也有這樣的經驗，由於對方是醫生，因此即使拿X光片給他看，他也會說：這不是我的照片，一定是用別人的來冒充的，樣品也是拿別人的東西來給我看的，這是醫生矇蔽醫生的把戲。總之，由於他在內科是專門從事這種工作的男人，因此手法全都知道，就算拿X光片給他看，也會說：「這不是我的，我胃臟的形狀不是那樣。」或者，拿樣品給他看，也是說：

「這個不一樣，不是我的。」這可真為難了，儘管如此，還是得設法矇蔽他才行。他說自己會死而身上帶著藥物，我想是氰酸鉀，為了想加以沒收，趁他前往照射X光之際搜查一番，可是並沒找到，由於他身上帶著護身符，我想大概是放在護身符的袋子裡。

想來想去只有欺矇他，至於要如何來欺矇他呢？由於他的腹部發脹腹內正在積水，癌細胞轉移至腹膜，症狀已是末期癌症。由於病情發覺太晚，治療上看來已受到耽誤，不過開懷一次試看看——醫生方面稱剖腹為「開懷」，於是跟他說要剖腹試一試手術看看，便陪著他到手術室開懷。如此一來，發現癌細胞果然已轉移至腹膜，由於危險而不敢下手，立刻縫合起來帶回病房。

真正摘除腫瘤的情況，通常手術的時間大約要花費二小時或兩小時半，可是我們大約二十分鐘便從手術室返回。於是回來之後他向太太詢問：「大約幾分鐘才回來？」由於沒有將他太太的嘴堵住，所以她不知保密地說：「大約二十分鐘便回來哪！」他聽了便說：「因為妳是個傻瓜，所以沒有讓妳參與共同計謀啊！」從那以後更加明白自己罹患了癌症，因此變成既不服用藥劑也不讓人打針注射了。

這下可真棘手了，便推敲起作戰方術來。醫生的診療當中有所謂的「病歷日誌」，對疾病的經過記載得更為詳細，檢驗的資料也夾在其中。在那本「病歷日誌」上用拉丁文清楚地寫上診斷病名為「胃癌」，而在檢驗資料上記載：必是胃癌，腫瘤雖大卻可嘗試摘除看看。這次還有所謂的「手術記」，這是一進入手術房，便有一人一面進行手術一面陳述所見，旁邊的手術助手將這些意見速記下來。操刀醫生說：「大靜脈目前如何，胃目前如何，腸目前如何……」旁邊的人加以速記，用鉛筆將它潦草書寫下來。「手術記」上便潦草寫下這段內容：「若認為是胃癌，硬度總覺得有點怪怪的。逐一檢查看看，卻與轉移到淋巴腺等的方式不一樣，因此不是血液混進腹部積水。這是錯誤的，手術診斷是結核性腹膜炎。」

故意裝得像是忘了似地將這些遺留在病房，我想半夜他大概會看到吧？果然是看到了哩！若一開始便寫上腹膜炎，他立刻會明白留下的是作假的資料，可是清楚地寫著：「胃癌，大概不能摘除吧！」猜想他看了還是會臉上露出悲壯的神色來。而後逐步瀏覽下去，看到手術診斷為「腹膜炎」，似乎會這樣想：果然，是這樣嗎？

翌日我前去診察的時候，他說：「看到了！」「是嗎？你認為怎樣？」「我認為必然已得了癌症。」自此以後，這位拒絕打針、吃藥的患者便開始服用起藥劑來了，因而很安心地撒手人寰。

內科的專門醫師罹患絕症時，實在是件很悲壯的事！想到自己要是罹患癌症將會怎麼辦？便對我們醫院的內科主任說：「你可得好好地矇騙我喔！」可是他卻回答：「不，我不會這樣欺騙先生。您要是得了癌症，我會替您轉換醫院。」我兒子大概也不會騙我吧……！可是，由於內心某處存留著想要被騙的潛在意識，我想還是會受騙上當的，這是因為想要受騙的緣故。不過，矇騙技倆要是不斷被揭穿，可不能老實說這類話：「以現在情況來說，其實是……。」甚至反而還得說些歪理來堅持己見，因為病患存著想要受騙的心理，所以必然會受騙上當的。這些是我現在對院內內科主任所說的話。

談了上述兩則實例，最後進入正題來談癌症是否要告知的問題。

死是生的持續

自古以來，人們對於死亡便有種種的看法。像著名的孔子即說過：「未知生，焉知死？」這是說死不可知而避開不談。道元也說過：「看開生、看開死是和尚一生最重要的事。」其中只說是最重要的事，至於要如何做則完全沒有提及，多半是不知道吧！並未正面去看待死亡。說道：「不能從正面注視者，是太陽與死亡。」這是不願意正面去看，而想用斜視來逃避。像道元那樣偉大的人物也逃避，孔子也在逃避。至今想正面去看待死亡的人一個也沒有，今天來到會場的人們我認為是想要正面去看待這一問題的人，因此實在難能可貴。

這個問題便是：人若死了會變成怎樣呢？前幾天最高檢查廳長伊藤榮樹這位先生好像寫了一本叫做《人死化為塵土》的書。在輪迴思想裡，認為物質是循環不息的。我認為我並不會消失，不會變成無，我若消逝會被燒成骨灰，而骨既是物質，灰也是物質，然後煙仍然是物質，它們以某種型態存留於某處而遍布於宇宙的一隅，絕對不會歸零。骨頭留下的便是鈣，而煙也是物質，因此不會變成零，遍處都是的自己之身體存在於某處，它又會以某種型態變化成物體，而形成各式各樣的東西出現於世上吧！以上這種想法在佛教裡稱為「輪迴」。

在輪迴的話題裡，就有很有趣的〈山伏的問答〉這樣一個故事。山伏向偉大的和尚探問：「領悟真如究竟是怎麼回事？」這時和尚回答說：「在胸中方寸之間。」於是山伏說：「若是那樣，那就拜見這個胸膛吧！」便拔出短刀拿在胸口之處。此時和尚口吟一首詩來回答他：

每年吉野的櫻花綻放呀！撥開枝葉觀賞花朵的所在吧！

每年美麗的花朵綻開著，不久之後便會凋謝，於是繁華美景便歸於無，可是它並非無也非「空」，在那瞬間下次的花朵已在萌芽，樹木之中已開始營造下次的生命，說來它既非無亦非空而是生命持續的前兆。

雖說「色即是空」，然而空也是色之始，而色亦即空之始。一種東西在它消逝的瞬間，便已醞釀它下次的出現。花在凋謝時，來年開花的預備已在樹中準時展開著。這種事情沒有止盡地循環著，絕不會變無，這種觀點在佛教裡稱為「輪迴思想」。

我的死期終究不久的將來也會到來，我想當此之時死並非生的終結，而是生之持續。死是生的持續，因此並非打上句號，這是我要嘗試說明的想法。

前幾天有個病患到我醫院來，跟我說：「我在東京被醫院宣告罹患癌症，由於豐橋是我的故鄉，所以請讓我死在先生的醫院裡。我是個基督教徒，所以打算回到天父的居處，我一點也不感到害怕，心懷喜悅前往唯一之神的身邊。」他說得真讓人羨慕，在家鄉的醫院他高高興興地走上了天國之路。

可是，若環視一下日本宗教家的情況，那種翻開佛經為人誦經只是屬於「葬儀佛教」，變成只在喪葬儀式上拼命努力，而對於人類的死亡卻毫無關懷之心。我個人痛切地認為處於人類最重要的生死大事時，宗教應該稍為伸出援手來。

基督教有所謂的安寧（醫）院(hospice)，濱松市便有一所，聚集癌症末期患者，教會的人在那裡進行各種談話，好讓患者準備前往天國。若到外國的醫院去看，便會發現所有的醫院門廳都會蓋間小教堂，牧師每天會到那裡對病患進行談話。

日本的宗教規規矩矩地為喪家舉辦喪葬儀式，可是卻沒有對死亡真正伸出援手。我希望日本的佛教界也能建立佛教式的安寧院，像基督教那樣聚集末期的病患們，寺廟的僧侶從事各種說法，好讓患者真正相信「死亡並不可怕，那是一種再生」。要是他們發起這樣的運動，我會高高興興地參與。

日本佛教自鎌倉時代（一一九二～一三三三年）以後，出現了道元、親鸞或日蓮這些一代名僧。釋迦牟尼入滅後的五百年是他的教義獲得正確實行的正法時期，此後的一千年是釋尊的教義雖被知道卻未受到實踐的像法時期，而到了釋尊死後的一千五百年，時世便成為末法時期。此時剛好是日本的鎌倉時代，因此道元、親鸞與日蓮剛好都出生於鎌倉時代，此後至今則為末法時期。此期出現「末法思想」，由於民眾非加以幫助不可，所以興起了這樣的運動。

如今佛陀已住在兜率天，此後經過五十六億七千萬年才會降臨人間傳授正法。釋迦牟尼死後至今才三千年，距離五十六億七千萬年還很遙遠，因此目前仍是持續末法之世。

至於彌勒佛信仰方面，所謂的彌勒菩薩現在仍住在兜率天，他是五十六億七千萬年之後降臨人間拯救眾生的佛陀。提起彌勒佛，這位笑容可掬的佛陀就坐鎮在中宮寺哩！他是未來佛而非現在佛。

由此看來，由於目前是末法之世，因此會產生種種混亂，像最近便發生喧騰一時的官商勾結醜聞，也出現了三億圓強盜案，這些都由於是末法之世的緣故……。由於還有五十六億七千萬年的時間，這段期間我們非住在俗世之中終結生命不可，因此自己若不好好思考如何度過，我想便全都不能安心立命了。

雖然我不是親鸞的門徒，但是非常喜歡親鸞的思想。親鸞是大乘佛教的宗師，可是卻把自己看得很卑下。他在《教行信證》裡這樣說：

> 悲哉愚禿鸞！沈沒於愛欲之廣海，迷惑於名利之太山，不喜進入定聚之數，不樂接近真證之證，既可恥又可哀。

他認為自己是個微不足道的人，看到金錢便真的會起貪得之心，美食當前也會饞涎欲滴。深自反省本身是那樣貪迷甚多的人，由此出發之後才能堅強。光揀好聽的話說，「非說給人聽不可，非說得舌燦蓮花不可」，那都是虛假的門面話，說來自己是個真正執迷不悟的人。在《歎異抄》裡也有這樣的話：

若仔細思考阿彌陀佛五劫思惟的本願，完全是為親鸞一人而說的啊！

這是說阿彌陀佛的本願是在為親鸞一人而說的，是自己的事，而非在說別人的事。自己必須得救，然後才能自救救人，這便是強者啊！

有位名叫西田幾多郎的人，是京都大學的哲學教授。這位先生對宗教也鑽研甚勤，他臨死之前吟詠的詩歌，我非常喜歡，所以在此加以介紹：

如同沈入愛宕山的落日般火紅
將要燒盡吧
殘留的生命

燃燒自己剩餘的生命，鮮紅如夕陽，要往那邊奔入。這是非常觀念性的描述，但實在是一首好的詩歌。

想說的話很多，但……死是件令人討厭的事，江戶末期有位名叫蜀山人的人，說過這樣一段話：

一向認為是別人的事吧！這次是我嗎？這真讓人受不了。

這不是真正的狀況嗎？向來認為是別人的事，可是臨到己身時，便對此感到受不了。「這次是我嗎？這真讓人受不了。」說出了人們內心的真心話。

現在藥師寺的掌門是高田好胤這位先生，是個才智非常優秀的人。他的老師說來便是橋本凝胤，是位有學問的僧侶，為法相宗唯識論的大家。我常有機會見到他，也蒙他到我家住宿過，他曾對我這樣說：「我就算現在死了也毫不害怕，就算在搭火車回家途中死了也毫不害怕。」「凝胤先生，你有點怯懦！你既不吃葷又無妻室，所以並無迷戀人世的根源。一般說來，家裡有頑劣的孩子，又有酗酒成癖的丈夫，在這種泥濘之中過日子的人，這樣說倒也罷了，可是既無迷戀人世的根源而這樣說，一點也不讓人感到佩服呢！」我這樣一說他便笑了。

《維摩經》這部經書是記載維摩居士與舍利弗的問答，書中最後維摩說道：「譬如高原陸地不生蓮華，卑濕淤泥乃生此華。」正如蓮花不會生長在乾燥的好所在，唯有泥濘的池塘才能見到此花，宗教正是這樣呢！見錢眼開貪念頓起，美食當前食指大動，從這種泥濘的慾念振奮而起的，才是我所認為的真正宗教。它並非由美麗的事物之中產生的，而是從痛苦之中產生，親鸞的宗教之所以偉大，即在於此。自己貪迷甚多，領悟到「既可恥，又可哀」，「沈沒於愛欲之廣海，迷惑於名利之太山，不喜進入定聚之數」，卻毫不與愛欲、名利接近，由於是從親鸞這種可悲之處產生，所以才是強者。

現在的四廣女士，由於是從疾病之中獲得生命，所以是強者。我們對於疾病的了解總不免屬於觀念性的，親身的體驗才是最堅強的。因此，親鸞的堅強便在於他的宗教是從與沈淪、困頓於人世之下的人生活在一起而來的。「高原陸地不生蓮華，卑濕淤泥乃生此華。」提出《維摩經》這句名言，我想就此告一段落，實在抱歉！

〔回答質疑〕

——請讓我向先生提出疑問。先生是位醫師，談完了癌症的告知問題，不知是否至今一次也未曾告知患者？

〔森〕

我是主張不告知主義者。關於告知方面有種種的意見，我除了特別場合之外，是以不告知為原則。之所以這樣，方才已提到各種實例，是因為不論是誰，想活下去的心情直到最後無論怎樣也難以除去的緣故。正如方才所舉的基督教例子，若是真正信神而獲得前往神明居處之信心的人才可以說。如同方才結論所說的，宗教家前往那兒與癌症病患在一起，直到他們擁有安心的心境才可以告知，我認為未到那種程度的人是不可以加以告知的。

——那麼，至今一直來給您看病的患者，是否將他們區別為這個人、那個人……？

〔森〕

當然，醫生說來是替人看病的，是醫治罹患疾病的那個人，因此醫生方面稱罹患癌症者為擔癌體，但由於有種種的不同，必須按照這個人、那個人的情況做適當的因應。年輕的醫生只看到癌症本身，簡單的加以處理。其間也有醫生與護士在走廊談說這類話：「那個病患已經不行了！」不巧讓病患在廁所裡聽到了。那位病患至今一直認為不是罹患癌症，聽了此話頓時沮喪起來。從這種例子來看，可見醫生或護士對自己的言行還是非加注意不可。

是否要告知癌症，必須要看該患者的情況而定，不過，這一點正如方才所說的，由於獲得信心而能安身立命的人很少，所以我認為通常還是不說為妙。

——今後會考慮告知也是可能的嗎？

〔森〕

關於這個問題，像方才提到基督教例子的那種人，會告知這種人。通常是不說為妙，因為患者潛意識中還是會存留想要活下去的心情，即使隱瞞技倆被揭穿，我也會設法說些歪理來安撫患者「並非罹患癌症」，這是在為該病患著想。

——事實上，我也是罹患過癌症的人，請讓我提出疑問。

〔森〕是哪個地方的癌症？

——七年前動過乳癌手術，現在仍懷著轉移的疑慮。

〔森〕現在癌症手術已有進步，醫生方面若以存活五年的人數來統計仍有種種的爭議，如今這種比率已非常高，會存活下去的。乳癌這類癌症，我所熟識的一位女醫生，便罹患了二十多年，但仍健壯地活著。癌細胞若早期摘除，與沒有罹病是一樣的。從前我們年輕的時候，患者很快會因癌症病歿，那是由於診斷太晚的緣故，此時癌細胞已轉移至肝臟等處而回天乏術了。現在即使罹患胃癌等癌症，若能早期發現，醫學技術真的已進步到幾乎不認為是癌症而能治癒得讓患者活下去的程度。

——我當然不是末期患者，但也不是早期病患。不過，多虧您的指教讓我活下去！

〔森〕淋巴腺摘除了嗎？

——是的。談到個人私事實在不好意思，不過最近腸部也有點異常，有時常會懷疑或許已轉移到此處了？起初醫生並未清楚跟我說明是罹患了癌症，可是我曉得百分之九十九是這樣。後來我知道得了癌症，由於先生也知道，便讓我一直接受治療。實在謝謝您！

〔森〕

早期癌症幾乎可以治療到近乎完全治癒的程度，癌症必死是從前的事，如今即使罹患癌症也能活得相當長壽，請放心吧！

8 死刑犯的生與死

瀨邊信惠

與死刑犯同處

我是瀨邊。我到今天為止幾乎沒有過這樣向諸位發表談話的機會，迄今為止談話的對象只限於監獄中的人。我在監獄、少年感化院或拘留所（看守所）等處所已服務了將近四十年，與其中的人們非常的親近，接觸過的受刑者人數恐怕超過好幾萬人了吧！例如以名古屋監獄來說，即使目前也有一千七、八百人，我在這類處所便一直待得很久；其他像東京拘留所便有報上刊登過的平澤貞通這樣的犯人，我也曾看管過那樣的犯人們；還有大阪的拘留所，此處執行死刑頗為頻繁，有時一天當中甚至處決過三名人犯呢！

我在昭和五十八年（一九八三年）從這種職位退休，自此以來已歷經了相當歲月，可是每當思及我自己看顧過的死刑犯或目送他們步向執行場時，即使現在還是會立刻想起某人臉上露出何種表情之類的事來。我想自己的業障也很深，現在仍在保護司任職，保護司是與羈留於監獄、少年感化院或從這些處所釋放出來的人們保持關係的機構，所以服務年資便有四十五、六年了。身為具有這樣經歷的人，跟諸位發表談話，若能提供一些參考，便是值得慶幸的事。

今天由於也有這樣的機會，所以我想以死刑犯的話題為中心，來談談有關死刑犯的犯案以及此後歷經怎樣的過程，而最後如何登上絞首臺……。

一提起死刑犯，似乎便會讓人想到非常兇惡而殘忍的犯罪者。既然被判死刑，理所當然便是這樣。可是，這樣的死刑犯們臨終之際卻表現得非常出色。我看到過十九名刑犯步上最後的歸程，其中雖有一、二名例外，但其餘幾乎可說都是從容就死，是群臨終之際心情仍然鎮定地在念佛聲中接受處決的人們。看到他們這種風範，連我都覺得不能對他們這樣處罰。

正如方才所介紹過的，我也是出身於寺院，學生時代多少也學習過佛教，可是實際看到這些人勇於赴死的神態，給我很多啟發，現在覺得那些人對我來說有如誘掖人學佛向善的高僧。

談話的內容不會說得很具體，這是因為既要考慮死刑犯的名譽，也要顧及家屬方面生活上的隱私權；另外還有一點，法務省——這類場所的主管機關——也不要我們這方面析述入微。因此，以下所要談的是屬於一般性的所謂綜合性內容，避免去涉及個別問題。

我目送過十九名人犯步入最後的歸程，他們說難聽點便是殺人兇手哩！死刑是為了維護社會正義或社會秩序不得不採取的手段，可是實際上毫無疑問地他們還是親手殺過人，正如親鸞上人也說過「如果萌生不當的業緣，便也會做出任何的行為來」，即便沒有殺人的打算，可是想到自己會受傷害，終究百人、千人也會加以殺害吧！我自己覺得這真的是業緣的把戲，是因業緣而產生的行為。

若多方探聽死刑犯們的犯罪案件，我覺得仍然是由於業緣而產生的。一般所謂的小偷，是因為膽小的緣故啊！而且由於不諳竅門，無意中若引起對方高聲呼叫或驚叫，小偷便會大吃一驚而突然採取行動。在他潛入這樣的家庭時，由於提心吊膽的緣故，總會隨身帶著某種傢伙哩！他們必定會帶著傢伙，若是兩手空空的前去，便不會發生特別重大的事端，可是他們不是拿根木棍便是帶把鐵鎚前去。這樣一來，對方若受到驚擾，這方也會緊張起來而胡亂揮舞手中的傢伙，這樣便造成重大的案件。由於這樣，犯案的人意外地大多是膽小善良的人們。

其中也有惡性重大的人，可是若試著從不同角度加以多方打聽的話，我覺得死刑犯大多仍是因為環境所逼而犯下那樣的案件。

在拘留所（看守所）裡

那麼，以下我想按照死刑犯犯下案件以至於受到處決的順序來加以說明，只是說不定有時會出現專門性術語，我會儘可能說得明白易懂。

死刑犯們與臨終照顧或安寧照顧的對象不同，死刑犯本身因犯下重大的罪案，殺人者死是極為單純的道理，所以似乎也有人犯認為即使簡單地被處死刑也沒關係。當然，這似乎是暫時性的，因為一旦逐漸歷經時日，對於生命的嚮往或執著說來還是很強烈的。這種對生命強烈的執著之心，觀察他們的罪行也能知道，若非只為自己好因而排擠別人，便是為了護衛自己的生命而殺了人。最後擺脫這種執著之心，加以抑制、超越而從容就死。我要談的便是關於他們從對生命的執著轉而從容赴死的過程。

死刑犯們與所謂的病患等人不一樣，他們直到臨終之際意識都很清醒。肉體上的痛苦雖然平常自由受到限制，但並無某處特別疼痛或不舒服。精神上可能會感到苦惱，但無論如何是表現出普通的狀態。他們是在這樣的場所與死亡對決，並且是被安置在只有一人的所謂單身牢房裡。與一般犯人不同，似乎是處於精神上非常苦惱之後，在這種痛苦之中不知如何讓心緒安定下來的狀態。

大致起先是發生了重大案件——兇殺案件，若只殺一個人，近來不至於會被判處死刑，但若發生了連殺二、三人或強盜殺人、縱火之類的所謂兇惡的重大案件，警方當然會竭盡全力著手偵辦，兇手一旦被緝捕，便送往檢察廳。檢察廳調查一遍之後，便要求予以審判而向法院發出提起公訴的函文，這便是所謂的起訴，新聞上便會出現「因〇〇案件遭受起訴」的報導哩。犯人一經起訴，大致便從警所移送到拘留所，而後直到最後的處刑期間都羈押在拘留所裡。現在的制度是使用拘留所來執行死刑，拘留所便是法律上的監獄。目前法律上便有監獄法，最近正醞釀要將它更正為刑事施設法，不過，其中存在著種種問題。現行法律規定「在監獄執行絞首」，這便是所謂的絞首刑哩！將來是否會更改還不知道，不過目前的情況是這樣。

犯人進入拘留所之後，由於發生的案件尚未過去，因此心情非常激動，怎麼也鎮定不下來。這種情況因人而異，有人眼前會浮現遭己殺害者的臨終面容，因而變成夜裡無論怎樣也睡不著覺的狀態；而縱火之類的犯者，由於自己放火燒人，會望見那種火焰突然從白壁（因房四周都是白色牆壁）冒出，火焰之中浮現遇難者的臉孔，因而形成晚上幾乎無法入睡的情況。心緒若逐漸安定下來，這種情況便會消失，不過，最初那段期間會發生那樣的狀態。有的犯者會掛念自己留下來的家屬，其中也有無依無靠的人，不過大致說來，妻子或小孩最讓犯人感到放心不下，案件發生後隨即遭到警察逮捕而帶進拘留所，此後家人究竟如何是讓犯人放心不下的事；有的若是經營著某種規模的事業，便會掛慮那種事業不知變成怎樣了。

拘留所之中的生活與向來的生活變化極大，這是因為始終被拘禁在狹小的場所裡過活的緣故。這一點便會讓犯人變成神經衰弱症(Neurose)，有的會變成半瘋狂狀態……(總之，跟他說什麼都不懂)，有的則變成會立刻激動而憤怒起來的狀態。

這種狀態經過三個月或四個月左右，便會逐漸平靜下來。到了犯人心緒平靜下來的時候，檢察廳的檢察官便從事嚴格的調查，對案件的背景——何以會發生這樣的事端——持續毫不寬貸的偵辦，這樣似乎也頗讓人受不了哩！在這段期間，要到法院出庭應訊，這便是帶著罪犯本人在法院那邊進行事實審理。如此反覆進行好幾次，終於由檢察官提出求處死刑的要求，若受到求處死刑的要求，不久便會受到審判長宣判死刑，這便是第一審。

我想大家都知道，日本是採行三審制，有第一審、第二審與第三審。二審是控訴審，到了三審便是上訴審。二審在高等法院，三審則在最高法院，在那裡進行各種案件審理。

若第一審死刑定讞，犯人即使認為大概因為自己做了那樣的事所以當然被判死刑，而實際上若在法庭上受到審判長宣判：

被告人處以死刑。

即使事前預料聽此宣判會身體顫抖，而實際上一聽到此話時，還是會突然緊張起來。

從法院返回拘留所，臉色變成蒼白，表情顯得僵硬。雖然平時常與所裡的職員們有說有笑，可是無論如何始終臉色蒼白地步行著，也不與職員打招呼。一回到單人牢房，由於牢中只他一人而無別人，在裡面攤開四肢躺下來，變成像發呆似的狀態。稍微主動跟他打個招呼，也毫不吭聲回應。如此失神落魄般地躺了兩、三個小時，相關職員便走到他的牢邊，把手擱在窗上，用這類話跟他攀談：

不得了呀！那麼要怎麼辦呢？

並且向他探問是否要辦理二審、三審的手續來向上頭申訴？經過一審便認為照這樣判決便可以了，一旦刑期確定，以後便無法可施了。總之，極力勸告他好歹總得設法向高等法院進行控訴，請他再度接受審判。然而牢中的人卻訴說道：

絕對不採取控訴，殺人者死乃理所當然之事。控訴之類的手段是怯懦者的做法，我便是我這個樣子死去。

家屬來探望他，就算勸告他採取控訴也是回答：

無論怎樣也不想進行控訴，我這樣便可以了。

牢中往往會有這種倔強地不採納建言的死刑犯，雖然我們也會積極地建議「無論如何請提出控訴」，可是無論怎樣也充耳不聞。話雖如此，可是往後聽了各種說法或受到各種人物的勸導，若發覺生命還是滿值得珍惜的，便會改變前此的態度而說出捨不得的話來哩！由於我們見慣這類事情，所以會儘可能加以勸告，不過還是會有蠻不在乎的人。

如果受到死刑的宣判，死亡的牆壁便逐漸逼近，面對死亡讓犯人感到非常煩悶或苦惱。不過，由於還有二審、三審，讓他們維持著一線生機。為了到上級法院出庭，大家都撰寫申訴的書狀——專門術語稱為控訴趣旨書。用什麼理由來控訴呢？不是說判刑太重便是說事實認定有誤，寫上這類理由呈報上去。

到了二審法庭，經常當庭申訴自己是冤枉的：

那是莫須有的罪。那是受到刑警欺騙，被迫作出的自白。

被判死刑之後才慌張起來，會提出各式各樣的辯白。當然，也會與律師商量而這樣說：

一審時候的供詞是錯誤的，並非那樣而是這樣。

或這樣說：

這完全是冤枉的，自己全都不知道。

自認一審的時候那樣說沒關係，可是：

萬萬沒想到真的會判處死刑！

總之，到了二審時由於心裡慌張的緣故，大都會申訴：「冤枉啊！完全是錯誤的。」第三審是所謂最高法院的上訴審，此時幾乎不進行事實審理，而在高等法院則會傳喚本人出庭應訊，由審判長當庭直接向被告本人訊問案情。若到了最高法庭，通常只限於申訴文件的審理，因此他們在二審的控訴審時，陳述內容是卯上了全力。要是到了最高法院，便不能直接聽到自己的申辯，只是依據文件的審理來進行判決、裁定，所以在二審時是竭盡所能地拼上了力量。

到了二審時，拘留所方面在對待囚犯上，雖說是死刑未確定者，職員也會費心加以看顧。這是因為要讓他們能真正專心去進行訴訟而在審判上不感遺憾，以及能準備人生最後的歸程，因此儘可能給他們住進安靜的好房間。與此同時，若在一審被判處死刑，由於精神上還是會非常不安，因此以職員方面來說，會把他們安排在容易監視的場所。再者，也有自殺或越獄的疑慮，因此在避免發生這類事故之同時，要給予他們安靜的環境，所以會安排他們住在能夠竭盡所能撰寫控訴趣旨書的安靜房間，像這類對囚犯的關懷也是職員們會留意的事。

然後期間逐漸拉長起來，以普通竊盜之類的案件來說，大致兩個月到三個月一審便會終結；若進行控訴，全部花費的時間大概要一年才會終結。不過，若是像死刑犯們那種重大的案件，期間便會拖得很長，直至一審終結大致便要花上一年到一年半左右。為了避免他們長期間持續緊張而感到倦怠，因此儘可能讓他們觀賞電視節目或電影、開座談會或讓他們從事桌球之類的室內簡單運動。

若一審便死刑定讞，囚犯還是會認真思考死亡的問題，這一點稍後再來詳談。不知諸位知不知道有種教誨師的制度？這是由宗教界的慈善人士前去訪問拘留所或監獄，為囚犯從事各種宗教性指導的一種制度。一旦到了大約二審時，教誨師便會來探訪囚犯而與他們談話。在此情況下，由於審判仍在繼續之中，如果為囚犯介入太深，教誨師便會對囚犯說這類話：「你是無罪的，因此讓我為你的無罪奔走吧！」如此逸出常軌也會招致誤解。教誨師所做的是教誨囚犯真正極為宗教性的東西，或提供他們書籍說：「請你看這種書。」不過並不介入太深。隨著時日的漸次流逝，若是一審終結而被判處死刑，囚犯對教誨師的關心也會轉而增強。

大致一審結案之後，時間快點的人也要經過大約一年或一年半，前法往院出庭好幾次。其間若與一審同樣，由檢察官要求處以死刑而受到審判長宣判死刑，如此便是二審終結。

等待最後審判的日子

二審一旦終結，終於面臨著最高法院的最後審判。但這次並無事實審理，實際上也不必前往最高法院出庭接受各種審訊，只是審查申訴的文件，因此囚犯本人雖然非常關心，不過相較而言，時間就較為充裕。如此一來，便會多方考量。從事各種考量乃理所當然，不過死亡的腳步聲比起一審時則更為接近了，由於更加受到死亡的逼迫，這種內心煎熬讓精神狀態顯得非常難過。由於無論怎樣也想設法免除死刑而改判為無期徒刑，因此在上訴審方面，撰寫的趣旨書便想用因為這樣的理由才變成這樣的事端來接受審判。戰戰兢兢地撰寫著書狀，也有寫上一百張、二百張的。在死亡的煎熬下，便形成這樣的狀態哩！

上訴審開庭之後若仍被宣判死刑，由於執行死刑的場所便在原來拘留所的一個角落進行，因此在各種氣氛的感染下，總覺得昨天豈不是也執行了死刑？像這類疑神疑鬼的傳聞也會出現。若在二審時便被判處死刑，對此便特別敏感，會極為熱心地向職員們打探這類問題：

昨天被處決的人是誰啊？

接著，便會刨根問底糾纏不休地追問最後的情況究竟怎樣。自己本身若置身於那種狀況，想來豈非不得不變成那樣嗎？可是……

到了這個時候，便會喜歡起俳句或短歌來，這是為他們從外面請來這方面的指導者的緣故，藉由俳句或短歌將臨死之前的心境吐露出來。這項活動會持續到行刑之日，有的刑犯也能寫出極佳的俳句。以下介紹幾則俳句，這是接到最高法院的審判之後，匆匆寫下在二審被判死刑時的心境：

日子持續著，思考那被釋放的蒼蠅。

蒼蠅是指飛來飛去的蒼蠅。因為住在單身牢房裡，所以沒有一個可以聊天的對象，說來可能只有蒼蠅那樣的東西成了唯一的消遣，好像是朋友似的，到了最後仍念念不忘。不過，也有作出這樣的句子：「喝下蒼蠅與茶。」蒼蠅是朋友，除此之外便無朋友，所以也沒有聊天的對象，歌詠的便是這類事。

用笑容接受宣判，喉嚨乾渴。

宣判是指死刑的宣判，此時不知是否虛張聲勢，是面帶笑容聆聽的，然而實際上喉嚨似乎已乾得不得了。

風鈴，並未訴說真正的話語

提起筆來，粗筆濃墨先寫下一個死字

過完冬日，死的魅力獨自悄悄地

這是想要這樣，認為死了較好。實際上，不是認為死了比較好吧！有的刑犯粒飯不進，只胡亂飲用自來水，結果在喝壞了肚子的情況下死去。自殺之類的事也常會發生，不過這是想要悄悄地死去吧！

這些俳句歌詠出了正在等待最高法院判決時的囚犯心境。

在過著這種仍未判決狀態的日子裡，也有古怪的一面。因為「希望至少也得給受害者獻上一柱香、一束花」，還是會致送靈前供奉的香花料給受害者家屬。雖然不是多有錢的人，可是……。

拘留所裡有糊信封的打工機會，以現在來說糊一封沒幾毛錢，他們便做糊信封的工作，為了賺取微薄的工資，晚上更是拼命努力加班，要把賺來的工資致送給受害者家屬。實際上，受害者家屬怎麼也不會領受，可是……。我大費周章地為他們辦過這種事，可是受害者家屬多的是「事到如今不願再想起（傷心事）」之類的理由。可是，受刑者的心情如此，至少總要做點什麼來聊表心意，因此便做糊信封的工作。其中也有因為受害者的小孩子在學校唸書，至少也要替他買個書包，因此在牢裡拼命努力工作。囚犯通常是在九點就寢，可是有的囚犯過了九點還努力不懈。

還有，至今未曾對社會做過什麼好事，只給社會添加很多麻煩，因此總想做些什麼來向社會贖罪，於是想做點字翻譯的工作來為盲人效勞，因而學習點字翻譯的工作或開始讀起書來。我想做過那件事的人便會知道，那是難度很高的工作呢！剛開始非常困難，尤其是受過正規教育的人很少，連小學教育都沒畢業的人來開始點字翻譯的工作，做起來是非常辛苦的。也有人這樣說：

我想開始這種工作，反正我是已死之身，因此為了眼睛看不見的人總得做些點字翻譯的服務，而且想藉此向社會贖罪。

在從事這項工作期間，逐漸歷經時日，最高法院方面終於有所決定。這並非前往所謂的法院出庭接受宣判，而是接到法院送達的函文。二審的控訴審會宣判「駁回控訴」，而最高法院也會寄達「駁回上訴」的通知，這樣事實上幾乎便是死刑的確定。接獲通知的囚犯另外可以提出意義申述，不過這樣幾乎沒什麼指望。報章新聞會發表「拍板定案」之類的消息。在法律上的確定大約還需一個禮拜，雖留下一點緩衝期，不過死刑幾乎是確定了。

死刑當前——恢復像人的樣子

如此一來，對社會上一般人而言，這樣便完全結案了，新聞也會刊登「某案落幕」的報導。然後可就不得了了！就死刑犯來說，以及就監獄官或拘留所的職員來說，此後可就是重大事件。死刑犯如何面對這種死刑而迎接死亡的到臨呢？職員方面總得設法讓他們跨越死亡，要讓他們安下心來準備動身前往彼世，說來職員也是非常辛苦。

法律上有所謂的刑事訴訟法，這是記載有關審判的種種程序。根據刑事訴訟法的規定，死刑一旦確定，要在六個月之內執行，但在這段期間若聲請再審或特赦，審查期間得以扣除。事實上便有個名叫平澤的人犯，他的死刑怎麼也不能執行哩，那便是因為他聲請再審的緣故。法律上並未規定聲請再審的次數，因此再審若被駁回，便立刻又聲請再審，想來連聲請特赦也會提出吧？最近新聞正在報導此次天皇陛下的大葬似乎會頒行特赦，但它是一般性的特赦，是屬於政令特赦。多數死刑犯的情況則是個別特赦，就各自情況進行審查來決定是否給予特赦。審查期間正如方才所說，並不包括在「判刑確定的六個月之內」，所以刑期便會延緩。若未聲請這種再審或特赦，在半年的限期內便會執行死刑判決。

這種狀況在處理上，恐怕連正在為他們從事宗教性指導的教誨師也會感到為難，因為在這半年之間無法完成所有的指導，因此儘可能勸告他們聲請再審或特赦。半年期間無論怎樣也不夠指導，因而極力勸導他們這樣，刑犯大多立刻會採納這項建議而進行聲請的手續。

如果死刑確定便立刻加以執行，這樣便不是人性化的對待刑犯，認為仍有必要使其恢復人性而服從生而為人的懲罰，不能像屠殺動物之類那樣。因為是人類，所以認為有必要以人性化的方式來執行，囚犯本人也是在具有人性的自覺下接受行刑，仍然成為身而為人的死刑。

那些死刑犯若看到這種判刑確定的通知，所有的通路就此便被封閉，雖然還有再審或特赦的可能，不過只是延長執行的時間而已，除了少數兩、三例外，幾乎不會減輕刑罰。由於所有的出路已經全被關閉，所以感到非常的苦惱，其中有的因為「萬事至此休矣！」便大大的亂鬧一番或胡亂叫嚷……，或對職員等人施加暴行起來。在拘留所裡若也殺害一個人，便會重新進行審判，其間生命便能拖得久一點，所以也會發生殺傷職員的事件；抑或使同為死刑犯的別人負傷，這是常會發生的事。人若被逼到窮途末路的絕境，便會發生這種事情。

在一、二審期間，他們會在房間之中特別布置小小的佛壇，早晚用正信偈（正信念佛偈）、和讚來禮拜神佛，但若被判處死刑，有的便認為「是那樣判處？已經沒有神佛啊！」因而捨棄了信仰。若到了最後判決的時候，也會發生這種事。其中有的認為：

我終於也會死，沒話可說了。已經死定了！

於是表現出一副好像泰然自若那樣鎮靜的神色來，這樣經過一個禮拜之後，仍然精神錯亂地胡亂呼叫起來……。

家屬為了安慰囚犯還是會來會面，有的即使和家人會面也會哭成一團，家人哭囚犯本人也哭，弄得場面幾乎不知如何收拾。

有時會發生這類事情，職員方面也得煞費心機。無論怎樣還是得讓這種狀態提早平靜下來，這便是必須讓他們思考如何迎接本有之死的方法。說來可能是負責人的關係吧，我也做過這種說服的工作，前往囚犯本人那兒，告訴他總之沒錯是死刑，所以請他設法思考跨越死亡的方法，並且請他聽聽方才提到的教誨師的種種話語，而自己思考本身應走的道路，除此之外別無他途。經過這類勸導，於是逐漸便跟教誨師請教起佛法來了。

還有與此同時，要請他們交待死亡的善後事宜，我本身也做過，但因非常殘酷而覺得是項討厭的任務。這是請他們說出在接受死刑的執行時，希望通知的去處——所謂準備善後事宜，例如通知父母、兄弟，或妻子、兒女，或照顧他的老師，抑或說出通知的地點；或者屍體的處理方式上，死後要如何處理？是要捐贈遺體給醫院去進行學術研究上的屍體解剖呢？還是要提供眼角膜移植給患者？若有這類希望，便會遵囑辦理。這些死刑犯並非因所謂的疾病而死的人，器官是出乎尋常的新鮮，由於死刑執行之後便立刻帶去，所以醫院方面最感歡喜。

聽說刑犯好像懷著報答社會的心情捐出遺體供作解剖，以屍體作為贖罪；也有的即使死了家屬也不能領回而遭到拒絕，回也回不去，那怎麼辦？由於拘留所內有墓地，便給他埋入所內的墓地；也有刑犯本人說，要讓遺體保管在教誨師的寺廟裡。

這類遺體的善後事宜，也是死刑確定便要立刻探聽的：

要如何安置？

這實在是討厭的事，他們也儘可能不去想死的事情。走到牢房那裡探問：

你要是死了怎麼辦？屍體要如何安置？

或是探問：

家屬等人的聯絡要通知哪裡？

我也常去做探問的工作，可是擔任這種討厭的任務實在會很受不了。

對於死刑犯的教誨

其次是有關教誨方面，正如方才提過的，教誨師也是熱心地在賣力給予指導。

至於對死刑犯的教誨，是在怎樣的情況下進行呢？一般說來是真宗大谷派與本願寺派——亦即東西兩本願寺，或是基督教的新教與天主教，大致是這種身分的人擔任主要的教誨工作。

若以真宗的情況來說，教誨師每週大致定期性地來兩、三趟，把對真宗抱持希望的人全部集合起來，帶進佛堂裡。拘留所內設有佛堂——也有稱為和室的，正面一直供奉著本尊（真宗的主佛），教誨師引導刑犯在此進行正信偈或和讚的普通性參拜，然後以有關佛法的一般性談話來說教，或以團體為對象進行教誨。

接下來便是以個別的死刑犯作為對象的「個別教誨」，這是在他們的牢房裡進行的。教誨師走進死刑犯的房間，將門「砰」一聲給關上，在裡面進行一對一的各種談話。當然，個別教誨要斟酌刑犯本人的信仰程度或知識水準來進行對機說法，或從事個別問題的討論。這種方式對他們來說，似乎是深懷感激。他們仔細聽講，努力學習，知道得相當清楚，什麼都懂得，也從事寫經之類的功課，學得非常投入。在這種學習過程之中，精神上逐漸平靜下來。

教誨師當中，便有做得非常熱心的人士。所裡便有極為胡鬧潑辣、什麼都蠻不在乎的死刑犯，這種刑犯將他關入普通一般性的單人牢房裡是不行的，因此要關入特別的單人牢房裡，連職員也難以挨近那個牢房。走到那個地方，為他打開牢門，教誨師走進去，回頭對職員說：

請你不必擔心，走到那邊去吧！

可是，職員還是會擔心萬一真的發生……。那可是精神處於不安定狀態的兇惡死刑犯哪！懷著不知何時真的會被殺害的心情，教誨師走了進去，而有的刑犯會因此熱心地接受教誨。

受到極為熱心的教誨，即使發生各種感情上的翻騰起伏或迂迴曲折，還是會逐漸……，恰如積雪在春日陽光的照射下消融一般，他們還是會逐漸轉為溫和起來，而且能夠感受到法喜或我佛慈悲來。然後即使發生各種事情，在單人牢房裡還是早晚會禮拜神佛或努力閱讀《阿彌陀佛經》之類的經書，逐漸讓心境澄靜起來。接受教誨師教導後，日子會持續這樣的狀態。

臉色與判刑確定時也不一樣，可以清楚地看出容貌真的變得和藹起來。便有人這樣說：「這個人早先判刑確定時，心緒極不安寧哩！」判刑剛確定的人，容貌顯得極為兇惡，讓人望而生畏，可是心境逐漸平靜下來，也就相隨心轉了。某次參加朝會時，說道：

昨晚夢見在煩惱之林中閒遊，心情感到很愉快，可是煩惱怎麼也不能消除。

他們便是這樣過著日子。其間也會參與方才曾稍微提到的為盲人服務的點字翻譯工作，這種工作也很辛苦，這當然是請在當地燈塔或圖書館任職的專家來給他們指導點字翻譯。在專門人才的教導下，儘管手上長出厚繭，還是做起點譯工作，先從簡易的童話開始，逐漸進而翻譯較艱深的書本，連像吉川英治所著《親鸞》這類書籍也譯成點字書本。

小學只唸兩年的刑犯，做起丹羽文雄所著《親鸞》這本書的點字翻譯。這本書與吉川英治那本不同，用語頗為艱深哩！做的便是該書的點字翻譯。我也常被他詢問：

「這是什麼意思？」

「這是指什麼事？」

他把點譯方面不知道之處全部寫在筆記簿上，我每天一上班，桌上便擺著那本筆記簿。每天大約提出五十個問題，如此熱心地工作著，手指上已長出三個厚繭。他說：

我若前往彼世，要讓受害者看看這些厚繭，多少可作為謝罪的印記。

他們的牢房裡完全沒有暖氣設備，在冬天的寒夜，手便會凍僵。不知各位知不知道？若在寒冷的冬夜，他們便這樣用口向手上呵氣取暖，是真的拼命努力在做著。我值班時半夜有時會去巡視，因此看到這種情景，他們即使就寢時間到了仍努力不輟。

「喂！睡覺好不好？」

「不，再做一點才睡。」

親鸞上人在《歎異抄》裡主張「惡人正機」的說法，認為阿彌陀佛的本願是要救助惡人，所以惡人才具有適於往生的根機。教誨師提到「惡人正機說」，隨後便引來了他們的議論紛紛。「這豈不是只為教導像我們這樣窮兇極惡的人，而特別創造出來的聖教嗎？」一般社會中說來並無這樣的道理，不免讓他們感到疑雲滿腹。即使跟他們說「不是這樣的，並非只專為你們而這樣陳述的」，卻怎麼也不能領會，認為沒有這麼好的良法美意。可是，在聽聞佛法的過程當中，似乎逐漸信服起來，「的確！可不是麼？」

即使在這樣的生活之中，還是有人會表現得時好時壞。剛認為他心情平靜下來，蠻不錯的嘛！可是，第二天前去探看，卻一下子變得露出非常險惡的臉色而以粗言暴語相待。前途還是會時起風波，決非平坦的大道，並非只有良好的狀況。我想死刑當前，任何人也會這樣，就算我們也會這樣吧！

下面是吟詠他們這段期間之心境的俳句，但我本身並未當過死刑犯，所以不太領會其中的意思，不過這裡就介紹一些他們吟詠的俳句：

書寫完畢，春日已曉，淚流不止！
春寒料峭，一己之命，所剩幾何？
逝世到來之前，能聽到櫻花的音訊嗎？
在向陽的葵花上醜陋地虛張聲勢，飄零潰散。
春夜的月光，映照在合十的指掌上。

臨刑的前夜及其執行

畢竟，執行的日期終於屆臨了。所謂的執行，便是死刑的執行。普通的情況是由所長下達「執行死刑」的宣布，戰後相當長一段時間之中，有一、二所實行預告制度，例如向刑犯這樣預告：「你後天便要離別。」或說：「明天便要離別。」這樣到了後天，便處決該刑犯；若該刑犯是明天處刑，便會予以預告。死刑犯對此懷著熱切的期盼，認為：「總之，我天天早晨一聽到職員的腳步聲，心裡便七上八下地忐忑不安，總希望脫出這種惱人的困境！」因此，便實行著這種預告制度。

這種預告制度，老實說來存在著種種問題。讓刑犯知道死期是很殘酷的，告知明天或後天是殘忍的傳話，有人便主張：與其這樣，不如出其不意地叫出來給他「砰」的一聲較好。雖然何者較為合宜不易判定，不過我本身認為這樣較好而贊成預告制度。

以我親身接觸的觀感來說，該死刑犯真的處於宗教上安心立命的境界而精神狀態安定的情況下，給予預告也不錯，這樣便能處理各種身邊的瑣事，一無牽掛的接受行刑，因而是個很好的制度。可是，若做法有所偏差，便會發生種種的事故，由於這樣所以目前幾乎不推行此一制度。

我會列席各式各樣的場合，刑犯與家屬最後會面之類的場面也會在場奉陪。家屬方面也會預先獲得連絡，通知該刑犯明日會被執刑而前來會面。一會面起來，家屬方面比他本人更會放聲大哭起來，本人反而積極地安慰起家人來：

我明天是準時前往能去的地方，因此就不要哭了，讓我安心的去吧！

家屬方面是怎麼勸慰也不行哩！這種場面我是屢見不鮮。

有位死刑犯這樣說：

在接到預告的傳訊之前，每天留意著職員的腳步聲，天天過得提心吊膽的，但接到預告，這才放下心來。

接到了預告，心頭的負擔才卸了下來：

何時會死？何時會被處刑？迄今一直害怕不已。可是，受到預告才安心下來。

死刑也並非按照判刑確定的順序來執行，正如社會上一般人的死亡並非依照年紀老少的順序一樣。由於不知何時傳喚會來到，當然會老是提心吊膽的，所以有人說聽到了預告才安下心來。

有位少年死刑犯——雖說少年也已十九歲了，他在做點字翻譯的服務之中，還留下後面的少許部份，因此，無論怎樣也想完成到最後才死，所以此後兩日之間，幾近是徹夜不眠地趕著點譯工作，若剩下那一小部份便不想死。就算死也要死得漂亮，所以幾近徹夜不眠地幹著，行刑當天的早晨交出成果說：

好不容易！這個做好了。

說到死刑犯的行刑，不免讓我想起很早以前發生過的這幕往事。

臨刑的最後一夜——終於要執行死刑的前晚，職員方面在這一天可不容許任何事發生，正因這樣所以才要實行一對一的監視，將受刑人單獨安排在單人牢房裡。在明晨便要被行刑而死去的那一晚，他們顯得毫不驚慌失措，幾乎是心情平靜的狀態，或者振筆撰寫遺書，或者整理身邊的各種瑣事，通常晚上九點就要就寢，所以到了九點便上床睡覺。若向監視的職員打聽這時的情況，便會聽到這類回話「過了一會兒便打起輕微的鼾聲，進入了睡眠狀態」，大部份的受刑人都是這樣。

執行的當天早晨，若向他們探問：「昨晚睡得好嗎？」「昨晚睡著了！」其中有的說：

昨晚去跟太太會面（當然是在夢中），這樣一來已能痛快地去死。

說得格外地不在乎死。最後的早餐，供應他們多少飽含心意的食物。一替他們端出這類食物來，便感到非常的高興，有位受刑人就說：

好久沒能吃到用白米飯做的早餐了！

在牢房裡一副喜形於色的樣子。又說：

因為今天是最後的日子，房裡我很用心地打掃過，已經去房中跟那隻讓我飼養的金絲雀好好道別了。

若問他說：

怎麼道別？

便這樣回答：

跟金絲雀親了嘴。

而且，他對此情此景還發表了一首俳句：

被褥榻榻米，擰乾濕抹布，再會吧！

即將便是實際的處刑了，大致上半天便會執行完畢。通常只處決一人，不過有時也會一天處決兩人或三人，當然執行時間會給他們分隔開來，這是因為原則上共犯會在同一日執行的緣故。若受刑人有三人，最初是九點半，其次為十一點半，而最後一個則在午後一點半執行，大致區隔為約每兩小時來執行。最近因為共同犯案的死刑犯很少，我想大概已沒這種執行情況了。執行情況，我也有過實際的經驗。

拘留所裡有個角落是用來作為處決人犯的刑場，將人犯帶到那裡之後，先由所長向他本人宣布：「從現在起執行死刑。」經此宣判以後，接著由他本人最信賴的教誨師在佈置得一派莊嚴的佛壇前跟他進行最後一次的教誨。首先，他本人與教誨師以及我們用「正信偈」禮佛，而後念誦「白骨御文」——早上紅顏堪誇的身姿，黃昏一到也會化成白骨，藉此解說人間無常的實相。接著教誨師跟他講述種種佛理，尤其常會引用《歎異抄》這段內容：

人世的緣份，想起來雖依依不捨，但在身疲力倦的臨終之際，便該前往彼世。

佛壇供奉著饅頭之類的祭禮，教誨師教誨的種種話語一旦完畢，由於想領受神佛的賜予，便給他饅頭之類的供物。而後聊些閒話，終於到了告別的時候，和教誨師、所長、職員以及受過關照的人一一握手之後，便被人用布將眼睛蒙上而引導到絞首臺。臨刑的最後，他說：

我在這裡受到教誨師的種種照顧，若死了首先要立刻趕赴教誨師的寺廟向廟中的本尊致謝。請讓我朝向教誨師的寺廟吧！

便給他仍舊蒙著眼睛地朝向那一方位，因而他說：

非常謝謝！

便低下頭來等著執行，說：

這就請執行吧！

以上便是執行死刑的過程。

死刑執行完畢，便立即原封不動地進行死亡的確認，而後斂入棺材送到停屍間停放。在停屍間裡，教誨師擔任起法師就地舉行告別儀式。隨後有的要供作屍體解剖而送到醫院去，有的交付給家屬領回；遺體若無人領取，便由我們隨同看管送到火葬場，燒成骨灰帶回，給他埋入拘留所內的墳地中，或交由教誨師的寺廟方面保管。

最後，就讓我披露一些他們的辭世之歌或俳句來結束這場談話：

層雲散開之後的心曠神怡啊！
若能在那裡看到唯法是行的國度。
因為犯罪當然吊死在刑臺，
永恒的生命展現在蓮花座上。
來世若成為可喜的道路，
迷惘的逝世啊！今日的起程。

呼喚出滿月——森冷得像要凍裂。
盛開的櫻花拿在手裡，不想死去。
用牛奶糖跟蒼蠅道別，而喝下茶水。
站在崩塌下去的大地，而嗅聞菊花。
邁步踏入，寒冷的刑場若隱若現。
一抱抱到，仰慕之佛的寒冷膝蓋。

9 臨死體驗與佛教

畝部俊英

生苦——一生下來的痛苦

由於田代先生的斡旋，本大學內部也擁有了「探討生死問題研究會」，碰巧我也是同朋大學佛教學系的同仁之一，因而受到邀請來談些話。正在考慮要讓我談些什麼時，日本楊格(C. G. Jung, 1875~1961)心理學派的代表性學者河合隼雄先生正出版他的著作《宗教與科學的接點》，我想就一面介紹該書提出的內容，一面陳述個人的想法吧！這本書大約是四年前被連續刊登在岩波書店發行的《世界》雜誌上，連載期間我保持高度關心地拜讀過了。本書某些章節談論到佛教所說的「生老病死」的四苦，而其中「生苦」與「死苦」的問題，書中報告如何從科學的立場就現在的時間點來加以辨明清楚的那一部份，是最讓我感到津津有味的內容。

那麼，佛教的教導——關於作為宗教的佛學，是我最先想要談的。「宗教」這個語彙本來是佛教的用語，但到了明治時期的"religion"這個語彙，便被用來相當於佛教用語之「宗教」的這個語彙，因而作為佛教本來用語的宗教這個語彙之意義，與religion這個語彙之意義就有所差異。

Religion的拉丁語源是religio，這個語彙有兩種代表性的解釋。一種適用於基督教之religion的場合，是由"relego"衍生為"relegere"（再結合）而轉變成religio的解釋。這個語彙是指背叛神的人類藉由悔過再與神結合，就這層意義而言，是與基督教的religion同一解釋。

另外一種是基督教創立之前，古羅馬西塞羅(M. T. Cicero, 106~43 B.C.)這位著名的哲學家在他的著作"De natura deorum"(Concerning the Nature of the Gods)之中的解釋，如此則此字的拉丁文原語具有「再檢討」、「重新評估」的意涵，這種釋義對我來說很重要。就此層意義來說，我想佛教便該是再檢討、重新評估我的人生或世界的宗教吧！因而就佛教而言，所有的經說都可當作再檢討或重新評估我們人生的教導。其中之一便是以「生老病死」來表現我們的壽命周期(lifecycle)，而以「生老病死」作為四苦來教導。「苦」這個字顧名思義便是痛苦、苦惱，我們的人生若說得淺顯些，正如也有「感到苦惱」這樣的用語，以苦惱為因緣我們的人生才造成問題。

那麼，其中的「生苦」是我們已經經歷過了的痛苦，這是佛教裡的教導。也就是若從字面來說，「生」這個漢字具有「出生」與「生存」兩種意義；而這個語彙的梵語語源為jāti-duhkha，其義並非「生存的痛苦」而是「生下來的痛苦」。因此，這便是說我們已經體驗了生下來的痛苦而來到此世。這種生下來的痛苦，由於在佛教的經說之中具有重大的意義，所以稱之為「生苦」。我們已體驗生下來的痛苦，可是由於這種痛苦而忘掉一切才生到人世，因而我們現在的自己已不能回想起生苦了。在方才介紹的《宗教與科學的接點》這本書中，便提出這個問題來加以討論。

出生於捷克斯拉夫而目前在美國加州埃斯林研究所的葛羅夫博士，是一位在世界上享有名望的精神病理學家。他使用迷幻藥ＬＳＤ(lysergic acid diethylamide)——這種藥物目前似已受到禁止而改用其他的方法——對我們從表層意識進入無意識之變化過程，從事了歷經三十年以上的研究。人們若服食ＬＳＤ這種迷幻藥，表層意識便會麻痺而無意識呈現為幻覺狀態。根據實驗的結果，個人所體驗的意識變化之過程可以概括性地歸納為三種等級。

第一種是個人自傳性的層級，先從無意識的淺層逐漸出現幻覺狀態，返回迄今自己體驗過而老早以前已忘記的往事；第二種為生產前後時期的周產期層級，它相當於生苦；第三種則區分為超越個體的層級。以下就試一試介紹第一種與第二種的層級：

在個人自傳性的層級方面，是個人生平經驗過的往事，會出現一些像未被整合在該人人格內或照著未解決的原樣而被壓抑下來的往事。這是精神分析之類一般心理治療的處理層級，較容易理解。在周產期層級方面，它可說是個人誕生過程的體驗吧！它很明顯地有時會發生死與再生的過程。（中略）這個層級個人所體驗的與生產前後的體驗極為相似，例如像具有這樣的幻覺體驗：正被關閉在沒有出口的洞窟而一籌莫展之際，感受到恐怖的壓力而體會到死一般的痛苦，好不容易在那裡發現出口，通過細小的通道而走出廣大的空間來。在這個層級，由於身體與自我合為一體，有時會伴隨異狀的體驗或實際疼痛的感覺，也有的人體驗到難以忍受的「死」之痛苦。

葛羅夫在此強調有關這種分娩的體驗是超越生物學上誕生的再體驗而為心理的、靈魂的體驗，但進行個別的私人對談時，某些個人因LSD而引起的周產期體驗，其所敘述的也有很多部份被認為似乎是現實上其人分娩時之體驗的再體驗，例如在婦產科醫生的記錄上有過難產或卡在產道中途之類的人，與其在LSD體驗所說的往事頗為一致。情形若是這樣，有關人類之記憶這一點也是極為有趣的發現，但這不是筆者現在想要弄清楚的事。

事實上，藉由這種ＬＳＤ的實驗，在周產期層級所辨明清楚的，是分娩時通過產道所體驗到的像死一般的痛苦，這種體驗一般認為也會給以後的人格帶來很大的影響。

就這件事來說，同朋大學所出版的《同朋學園佛教文化研究所紀要》，該刊第九號有篇〈「研究筆記」巡視生苦〉的論文，容我介紹其中要點。這種生苦在印度的佛教以及印度教都提到，而且佛教還當作經說指出這是人類出生到此世的意義，慎重其事地提出來加以詳細地解說。

印度的佛教對於生苦何以會有如此詳細的報告？就像與今天在這裡提出來討論的臨死體驗一樣，佛教——尤其是印度的佛教，將瑜伽的工夫當作佛教的禪定來進行實際的修行，因此在進入深度禪定狀態的過程之中，會再度體驗到這種周產期的層級。然而禪定者仍然只能到達某種一定的地步，亦即只能到達死的極限，若超越此一極限人便死了，因而實際的修行只到達死的極限，佛教所報告的便是這種內容。

現代這種積極地想穿越至人類的無意識領域而以科學的亮光加以探觸的研究領域，正好與重新評估我們人生這部份的佛教具有相當的接點，這便是河合先生的著作所論述的內容。

從這種關心之中，今天我想來介紹臨死體驗與佛教。

所謂臨死體驗

臨死體驗——河合先生是以瀕死體驗來表達的，我認為這是很難處理的問題。因為一度被認為死了的人甦醒過來敘述這種體驗，是自古以來便有的事，而對於沒有死後之體驗的人來說，它是極為未知的事，對於未知的事物在各種意義上我們雖然抱著關懷之心，但都把它當作某種神秘的東西，一般的人便因而不會處理。而把它當成超過實際需要以外的靈性東西來對待時，我認為便是重大的問題。

當今這種臨死體驗的研究或報告，外國尤其盛行，若把日本的也合併在一起，那出版的刊物就更為可觀了。事實上，今天首次公開上映的丹波哲郎之《大靈界》這部電影，也是其中的一種。但是，我說得清楚些，那種站在嚴謹的科學立場，並且確實想理解死的那種認真態度，才是我想肯定的，這一點我認為是非常重要的。河合先生所提出的瀕死體驗、臨死體驗，便真正具有這樣的意義。

以下就來稍微看看其中的內容：

關於要從正面去觀看不具任何前提的現象這一點，此後想要敘述有關死的研究，應當也可稱為「科學性」的。但是，在此並非把對方當作客觀的對象來處理，而就儘可能要與對方同感共鳴、分享經驗這一點來說，可說與向來自然科學的態度大異其趣吧！並且它對於即便是研究者本身的內面也能打開心眼這一點而言，也可說與向來的自然科學不同。

這是向來所謂純粹客觀的自然科學無法踏入的領域。

儘可能將死這種東西當作我們的事情，而要主體性的去理解，並且要與逝世的人們同感共鳴，這個問題由此才能辨明清楚，這是河合先生在書中所說的。

對於被宣告罹患癌症而了解來日無多的那種病患們，在我國也廣為人知的羅絲女士多年以來與他們晤談有關到達死亡之路而產生起同感來。這位女士此次也前往Transpersonal（超個人的）學會發表演講，因此個人也有機會與她私下晤談，承教頗多。目前她與死去的子女們繼續會話而將這種經驗彙集成書，日譯本已於一九八五年春天出版。該書也已提及，但這次羅絲女士在學會想專心一意強調的，便是死後生命(life after death)的存在。而且，她並非「相信」死後生命，而是強力主張「感知」此事。

在談到她如此強調死後生命的存在之前，先得敘述一下有關瀕死體驗(near death experience)的研究。美國的精神科醫生穆地(Reymont Moody)於一九七五年出版了*Life After Life*（日文版譯為《窺見死後的世界》）。穆地起先專攻哲學，其後轉而學醫，但在哲學的講義闡述有關靈魂之不滅時，讓他聽到有關某位學生之祖母的瀕死體驗，此後便積極地致力於此一問題的研究。所謂瀕死體驗，是指醫師從醫學上判定死亡之後奇蹟性地復甦之人的體驗，以及因意外事故、疾病等而瀕臨死亡者的體驗。穆地還增加間接的資料，彙集約一五〇事例，由此得出下述的結論。

事實上，這種問題本身若有過體驗的人，聽了便能加以採信，否則在聽到某人死而復生的傳述時，往往會有這樣的反應：「咦?是這樣啊！」

去年大約這時候，有位太太忙於工作而罹患了感冒，勉強撐到年尾，忙完了工作迎接正月新年的到來，但認為醫院大概也會休診三天而躺在家裡休息，終於身體支撐不下去，第四天便被送到醫院。由於看起來很痛苦的樣子，大家便把候診室的椅子讓給她躺下來，護士走過來一看她發燒的體溫，「這可不得了！」因此立刻開始診察，隨即入院就醫，似乎是肺炎的症狀。同房還有一位女性，據說是正月之初喪失知覺摔倒而被送進來的。兩人不久之後都能說話，那位同房的女病患告訴她：「其實我在喪失知覺的時候，便有過那樣的體驗。」這似乎是臨死體驗的一種，她當時大概是這樣說的：「走到某一處像是河流的所在，河上架著一座橋樑，在這座橋的旁邊望向對面，便看到好像有座開滿絢麗花朵的島嶼，不由得開始步上橋樑走向對岸去，卻在此時察覺被安置在床上。」年約四十五歲的這位女病患又這樣說：「那座島嶼如果是死後的世界，若有那麼美好的地方，我什麼時候都能前去！」在鄰床聽到這段體驗的那位太太便這樣詢問我：「真有那樣的事嗎？」

由於當時我正在閱讀穆地的書本或河合先生臨死體驗的報告，對此大致予以肯定性地採納，因此回答她說：「啊，的確也有這種體驗吧！」不過，下面請再讓我來談各式各樣的傳聞。

這種問題，恐怕能參與臨死體驗之現場的醫師或護士的處境，更常會聽到各種傳述吧！當此之時，便可理解這種體驗，即使自己未曾體驗，聽人談說有關臨死體驗的知識豈不是也很要緊嗎？

那麼，我們就再次回到穆地這位醫師所詳細採詢到的一五〇實例：

瀕死體驗會因人而有種種的差異，但卻存在著驚人的共同點。穆地將這些共同點組合起來，提出一個理論性的典型，它被認為很重要，因此這裡試著照樣加以引用：

「我處於瀕死狀態。在生理上的肉體危機達到頂點時，聽到主治醫師宣布我的死亡。開始聽到刺耳的聲音，那是聲音很響的回音，說它像嘈雜的嗚嗚響音可能較恰當；同時，覺得好像以猛烈的速度穿越長而幽暗的隧道之中。然後，知道突然從自己本身生理性的肉體溜了出來。」

但是，此時仍然存在於與向來同樣的物理性世界，而我從保持某一距離的場所，就像旁觀者那樣注視著自己本身的生理性肉體。在那種異常狀態下，自己觀察著就在剛才溜出來的那生理上的肉體被人施行復甦術救治。精神上感到非常混亂。

過了一會兒，心情安定下來，對於自己被安置著的奇妙狀態確實感到習慣起來。我現在雖然也具備著「身體」，但此種身體與剛才溜出來的那一生理上的肉體在本質上有所不同，因此知道具有極為特異的能力。不久開始了另外的事情，有人為了幫助我而走來跟我相會，總覺得已死去的親戚或朋友的靈魂已立即聚在身邊。而且，出現了那種充滿迄今一次也未曾經驗過的愛與溫暖的靈魂——光的生命。這個光的生命為了讓我概括自己的一生而提出質問——並非使用具體的措詞提出質問，更且將我一生當中主要的事件以連續而且一瞬之間再現給我看的方式，幫我進行概括性地總結。在某一時間點，我發現到自己正一步一步地接近一種似乎可說是柵欄(barrier)或邊境(border)的東西，毫無疑問地那是現世與來世的交界處。但是，我必須回到現世，我想現在還不是死的時候。在這個時刻發生了糾葛，為什麼呢？因為我現在正完全醉心於死後世界的體驗，並不想回到現世，正為強烈的歡喜、愛與安泰之感所凌駕。然而，不知何故，我又再度與自己本身的生理性肉體結合而復甦過來。

這便是死而復活，留意一看，原來好端端地躺在床上哩！

上述的介紹是穆地歸納一五〇實例的記載，以下敘述河合先生有關這方面的論述：

這是屬於一種範例，當然會因個人而有種種的差異。穆地敘述著包含於此一範例的大約十五項要素之中，多數人的報告涉及八項乃至於八項以上的要素，有幾個人的報告涉及十二項要素。再者，此一範例的體驗會因人而有不同的順序，例如也有在脫離肉體之前遇見「光的生命」。另外，臨床醫學上被宣布死亡而後復甦的人，有的則報告毫無先前所述的那種體驗。

若根據在傅爾布萊特(J. W. Fulbright)條款下到大阪大學擔任交換教授的夏威夷大學教授貝克的報告，即使有過臨死體驗的人，實際上有範例那類體驗的人也大約只占二成：

有過這類體驗的人，都強調完全找不到能夠貼切表現這種情狀的語言。那種體驗及其內容由於過於超出預想之外，即使告訴別人也不見得會被認真的理解，因此有過這種體驗的人大多也是保持著沈默，由於穆地等人的認真探聽，有的人才訴說出來。這裡所敘述的體外意識的體驗，楊格也把它當成同時性的一種現象記載下來，但在當時怎麼也無法讓人採信。因交通事故而輾碎腳部的人，因為是從上面凝視著自己那受傷的身體而往往被認為完全是幻想，但此時由於現實與該傷患所看到的事實若合符節，不得不讓人相信。

由於從上面凝視著，所以全部不漏地看到該事故現場如何處理的情況，因而甦醒過來時，能夠清晰地說出那種情況。以下便來敘述這種事例：

羅絲對於全盲人們所報告的體驗尤感趣味盎然，他們儘管視力全盲，瀕死體驗之時，反而能正確描述出身在現場者穿戴的衣物或佩飾等。

國內也常有人提到死的時候已經死去的親人前來「迎接」，也遇到實際的例子。上章介紹過的那位老闆，即使在「死之告知」的夢中也夢見先前逝世的母親或妻子前來迎接的情境。在死亡之前，這種夢見親人前來迎接的比率似乎最多，尤其是介紹過的那位老闆的例子，誰也料想不到他在健康的情況下，不久之後卻眼看著他死去，因而特別讓人感到震動。羅絲還報告了孩童們充分識破死亡的那種值得注意的例子，孩童們在面臨死亡時暫時具有她所稱呼的「透明的瞬間」。此時若試著探問那孩童：「你可否告訴我現在所體驗的？」他當時回答「媽媽跟彼得都在等我，我沒問題」。這是一家人一同遭遇交通意外事故，母親當場死亡，這個孩童與彼德分別被送到不同醫院救治，而事實上彼德已於這個孩童死亡的數分鐘前死了。羅絲調查了很多這類例子，肯定地說：「孩童說到某人在等他時，通常都說對了。實際上那人在該孩童死亡之前——即使僅為稍早之前——便撒手人寰了，而任何孩童都不會被事先告知這些親族的死亡。這是偶然的巧合嗎？」

穆地的報告充滿著很多的實例而頗富趣味，想窺知其詳的人就請參閱穆地的著作，以下想探討他的報告之中值得注意的兩三點。首先是有關穆地稱呼為「光的生命」的存在，他對此敘述道：「在我研究的事例裡各種共同的要素之中，最難讓人相信，而同時又的的確確給予體驗者極大的影響者，便是遇見非常明亮的光。」這個光對於正在瀕死之人而言，感覺到是具有人格的東西，「從那個生命散發出來的愛與溫情，是怎麼也不能用語言來說明，他們完全被這光的生命包圍起來」。再者，關於這個光究竟是什麼，其特徵為「受到體驗者個人之信仰、教育或信念所決定」，有的將這種光解釋為「耶穌」或「天使」，或說是不與特定宗教派系沾上關係的「光的生命」。可惜的是穆地的事例裡似乎沒有涵括佛教徒在內，但我國若也發展這種研究，該會報告出興味盎然的事例吧！

對於這個「光」，穆地也指出被人注意到與著名的《西藏死者之書》所敘述的「光明」之類似性。《西藏死者之書》是部西藏密教舊派的經典，一九二七年由班茲譯成英文，在一九三五年譯成德文出版時，楊格接受班茲的委託以心理學的觀點加以注解，當時並未引起太大的注意，但現在這本受到廣泛閱讀的書籍已成為美國嬉皮們的一種指南書。神學家迪里希(Paul Tillich, 1886～1965)對楊格極感興趣，筆者也曾在楊格研究所聽過他講課，還有人傳述他在臨終之際希望閱讀《西藏死者之書》的插曲。關於《西藏死者之書》及楊格對該書的注釋，此處已無詳細探討的餘裕，但先要強調的是該書所記載的死者之體驗與穆地的報告有極高的類似性。這部書是種僧侶在逝世者的枕邊唸誦的「枕經」，內容是教導死者的靈魂趨往擺脫輪迴而獲得不死性的方向，而描寫出死者的靈魂徘徊在「中陰」那兒的情況。那種描寫與穆地的報告具有相似性，而所敘述的中陰之光明也讓人感到與穆地所說的「光的生命」類似。

楊格在《西藏死者之書》的注解裡，指出其與瑞典柏格(Emanuel Swedenborg)之著作的類似，由於一般認為這兩者之間沒什麼關聯，因而指述這樣的類似極為有趣。瑞典柏格(1688~1772)出生於斯德哥爾摩，是位不易被簡單歸類為科學家或哲學家的大人物，他體會到自己稱為「死的技術」的方法，主張自己去探索死後的世界，留下龐大的「靈界著述」而出名。一般認為楊格對瑞典柏格的著述涉獵頗多，故而指出《西藏死者之書》所描寫的死後世界與瑞典柏格的靈界體驗有很多類似之點。瑞典柏格的著作中也記載著「天主之光」，說祂充滿於靈界，是種無與倫比的明亮之光。

根據穆地的研究所探明的瀕死體驗之記載，與自古以來某種「死後世界」的記載具有很多類似之處，這是極富興味的事實。

若瀏覽《西藏死者之書》或瑞典柏格的靈界著作等書籍，恐怕便會認為這些宗教天才並非因疾病或意外事故而進入瀕死狀態，大概是因修行而能達到與此類似的意識狀態吧！若基於這樣的假說而進行極為大膽的推測，豈不是可以認為宮澤賢治的名著《銀河鐵道之夜》乃基於賢治本身的瀕死體驗而寫出來的嗎？抱持這種推測的理由之一，是因為《銀河鐵道之夜》的敘述與穆地所記載的瀕死體驗既一致又類似之處實在太多的緣故。

河合先生的敘述還有下文繼續分解，但以上只稍長地介紹他書中的重要之處。

關於佛教的中有說

那麼，現在此處穆地之範例所談的臨死體驗之記載，若以佛教來說，便要提到成為方才《西藏死者之書》的依據之一的《俱舍論》之中的內容。《俱舍論》是五世紀左右由世親（天親）菩薩所撰述的經籍。由於多少需要一些佛學的知識，所以我想先介紹駒澤大學水野弘元先生在那篇〈關於佛教的死後世界〉之演講裡的敘述：

四有與死後的世界，是生命之連續的四種區分。部派佛教曾以四有（四種存在）來解說輪迴的存在，這一點原始佛經並未論及，但其後的部派佛教則對於「吾人之心死後生於來世時，會以什麼方式來連繫」提出種種解說。部派佛教號稱十八部派，分為十八部派的各自解說之中具有若干的差異，若根據說一切有部之《俱舍論》等的說法，便是把輪迴的存在分為四有（「有」譯自梵文bhava，意謂存在）。

所謂四有包括本有、死有、中有（又稱為中陰）與生有四種。

本有是指出生之後開始至死亡那一剎那之間的生涯，死有是指死亡那一剎那之間的存在，中有是指死亡與下次出生之間的存在，而生有是指前往下次出生之結生的那一剎那，由此連續下一生命的本有、死有。部派之中也有像南方上座部那樣不承認中有的存在。

根據承認中有之《俱舍論》等的說法，輪迴是按本有—死有—中有—生有的次序來持續，死有之後立刻便至生有的說法很少，大多是認為經由中有，這是因為不能立刻找到按照死者生前所作所為之業的適當往生之處。其中雖然也有臨至死亡的剎那便立刻出生到相稱的往生之處的人，但大部份的情況則是緣於出生的場所尚不清楚而等待那種機會的來臨。若那種機會到來而出生於合適的場所，那地方便稱為生有；死有與生有之間那段決定往生之處以前的中間性存在，則稱為中有。

中有的壽命被認為最長是七週（四十九天），中有的壽命以每一週消逝而又再生的方式，在其間決定往生之處，第二週、第三週以至於第七週，大致生於何處便有所決定。

那麼，正如從上述之說明所了解的，這裡輪迴便出現於有關輪迴主體的說明之中。所謂輪迴，是說六道輪迴；六道輪迴是指遍歷地獄、餓鬼、畜生、修羅、人、天的六種世界而一再重複生與死。這裡佛教方面必須著重考慮的，便是這個輪迴——生死輪迴這種迷執人生的應有狀態。至於迷執的人生如何一再受到重複呢？說得更容易明白些，便是我們現在的生而為人，人即是本有的存在。但是，現在的我們是活在人的本有，而為了活在人的本有，是通過生有的那一剎那而來的。在佛教方面，誕生於人間並非嬰兒呱呱墜地之時，受生於人間界是指在母親的腹中結生於母胎的那一剎那。因而佛教計算壽命的方法，是由此開始的，所以像現在實足年齡的算法，便成了忽視結生於腹中的那段期間，不是佛教實足年齡的算法。所謂受生是指在母親的腹中承受生命的那一瞬間、剎那，由此稱為受生於人間界，這是指一瞬間受生於人間的母親之母胎的。

在這個生有之前，還有中有；而中有之前，便是死有；死有之前，則為本有。因此，推溯至無限的過去，便稱之為前生乃至於過去生。

我們進入母親的腹中稱為入胎或結生，這裡曾有一項怎麼也不了解的意義，但到了後來卻了解其中的重大意義。佛教在結生方面有「非以父之精母之血結生」的說法，如以現代的醫學來說，精子與卵子若結合為一便形成嬰兒，然而佛教方面並不認為如此。的確，它還加上輪迴的主體，也有稱之為業識的。佛教說它是剎那相續，是沒有實體的主體，也有稱之為乾闥婆(Gandharva)的，是重複生與死的責任主體。佛教認為每人各自是責任主體，因而使用業識或乾闥婆（梵語的音譯）來稱呼這種責任主體，這種業識與父之精、母之血三事和合之時才是結生。這種觀點對我們而言似乎具有重要的意義，對父母說「連拜託都沒有便把我生下來」，這種說法在佛教是不成立的。是自己選擇，此三事和合才結生的。

《俱舍論》的俱舍一辭，意謂dictionary，所以這是一部有關佛教的辭典。其中的〈世間品〉，亦即解說世界之處出現了中有說。佛教所謂的「世間」，認為世界是由稱為有情人間的我們生存者的世界與非有情（無生命者）二者形成的。這是提到其中我們生存者的有情世界的部份。

一般而言，說到《俱舍論》都是以漢譯本來解讀的，但這裡要介紹山口益和舟橋一哉兩位先生將藏譯本翻成日譯本的《俱舍論之原典解明・世間品》之「中有」的那一部份。

稱為「中有」，這是什麼？

此處為起於

生與死之有的中間處所之東西。

為了在不同的境地獲得生存，現起於死有與生有之中間處所的身體，稱之為「中有」，

成為趣之中間的緣故。

所謂趣是指五趣（地獄、傍生、鬼及天、人）世界，因此，中有意謂死後至生於下次某一世界之中間的存在，於此已具備著身體。

如何此〔中有〕已現起，卻非已生？

尚未到達應到的境地，因而

中有並非已生。

這是對「豈不是已誕生於某種世界」之疑問的解說。

至於這個中有，是根據什麼而說的？由於這是佛教，先是道理與理證，這是釋迦牟尼所說的經典，這裡是主張契合經典的某種經證。以這個理證來說，譬如穀物的種子，若為稻米便有稻籽的期間，而將它播種便會發芽，相當於稻籽這種種子的期間便稱為中有，像這樣的解說便是理證；而經證則是從經典之中挑出種種根據來證明解說者的主張。其實，一個有趣之處便是有種不經這個中有而立即出生的出生方式，墮入地獄的出生方式與前往佛陀之極樂世界的出生方式就是恰如不經中有的出生方式。關於立即墮入地獄的出生方式，乍看似乎是如此，然而敘述起來並非如此：

> 他全然活生生的被地獄的火焰所包圍，生命終結而成中有，意謂前往無間〔地獄〕。

而且，關於它的形狀如下所述：

> 再者，應該前往哪一趣，其所現起的中有形狀如何？
> 它〔中有〕一〔業〕之引的緣故，

有來世的本有形貌。

如果因業而引往所趣時，會因那個相同之〔業〕而使它到達它〔的中有〕，所以〔那個業〕也能招往中有。因此，那個〔中有〕正如在所往之趣，應起本有的形貌。〔身體的〕滿量有如五、六歲童子，然而他本身根器明利。

它的形狀恰如五、六歲左右的孩童，並且根器明利——亦即感覺器官全都清晰明銳。

那個中有並且
藉由同類〔之眼〕與清淨的天眼而能看。

中有的形狀不能為人類所看到，但中有彼此之間——亦即同類者與具有清淨的天眼者，可以看見。接著便是下面：

具有業通的勢力。

通是虛空來去自如，通因業而得是謂業通。它的勢力如同業通勢力的疾速，那個〔業通的勢力」在這個〔中有〕，所以具有業通的勢力。因此，連諸佛也不能遮蔽這個〔中有〕，因為業具有勢力的緣故。

中有的形狀採取五、六歲孩童的形貌，在虛空飛舞；而且，不論哪裡也能迅速瞬間前往，它便是這樣來往於虛空、在虛空飄浮著。而所謂的「根器滿具」，是說身體的一切要素全都具備，感覺器官也都滿具，所以說：

五根具足。

眼、耳、鼻、舌、身這五根全部圓滿具足。

「它以香為食。」

尊者世友說：「居住七天。如果它〔中有〕出生之緣未能獲得和合時，便在相同的場所死去活來好幾次。」其餘的諸師說：「最多七七日。」

以中有的形態度過七天，在那裡若已決定下次的出生場所，中有便於此終了；若尚未決定，中有最長維持七七四十九天的期限。因此，七天、七天的中陰，在第四十九天服滿脫孝，其根據便在此處。其次這樣記載：

> 心起顛倒，
> 因欲戲而前往生趣之境。
> 它〔中有〕因業力而起的眼根，即使住在遠方也能看到自己出生之境地。

無論多麼遙遠也能清楚地看到自己出生之地的母親所在之處。

> 它在那裡看到父母交媾，成為男性時，則於母親生起男性欲心；成為女性時，則於父親生起女性欲心。

這與弗洛伊德所說的，有相通之處。

施設〔論〕中有如下的說法：「當時健達縛（原文附注：此即中有或乾闥婆(Gandharva)於二心之中隨其一心應起現前，或與貪愛相應，或與瞋恚相應。」他們因此二〔心〕而成為神魂顛倒者，所以前往出生之處，而由於樂於〔交媾〕，以為己身與所愛相合。〔中有〕此時已至他們不淨的胎處，心生歡喜的住下。他們〔有情〕的〔五〕蘊從此和合堅實，中有因而消失，已成為出生者。

總之，情況便是這樣。業之主體的中有——亦即乾闥婆，立刻奔赴成為父親、成為母親之人正在敦倫的那個地方，進入母親的所在。而且，父之精、母之血與自己的中有三事和合之時，中有便告終了，在那蘊厚之處結生。

那麼如上所述，試將《俱舍論》所指出的內容與方才所說臨死體驗的記載對照看看，兩者豈不是確實很相近嗎？我想印度佛教恐怕是藉由進入禪定而獲得再體驗，因而能有這樣的記載。

生死輪迴的解脫

那麼，確實藉由現代的臨死體驗來作為理解死後之生的方法，並且我們要如何來承受死這件事？雖然從科學的立場加以探討，這類臨死體驗似乎正趨於明朗，可是在與佛教互相對照時，此乃生死輪迴的迷執人生之應有狀態的說明。在這裡有個大問題，此即佛教以解脫這種生死輪迴為目的的教導，《俱舍論》或《西藏死者之書》目的都在解說此義。如何溜出、解脫延續至無限之處的生死輪迴便是佛教，這裡應該才有真正拯救我們的東西。為何說它應該有呢？

方才提到的羅絲女士也藉由許多例證主張死後之生為「我並非相信它而是感知它」，不過羅絲女士在其撰著的《死亡瞬間》之中所辨明的「臨終過程一覽表」之五階段——被宣告自己將死的人，先會產生衝擊，而後由「否認」產生「憤怒」，由「憤怒」產生「妥協」，由「妥協」產生「抑鬱」，由「抑鬱」而步入接納——在此過程之中的憤怒階段，指出下述的事項，我由此也頗受教益。她說的是什麼呢？她指出的便是：若有人默默地坐在該病患的身邊，聽他抒發憤慨地表示為何偏偏是自己非死不可？而在預想死亡來臨的悲嘆之中啜泣，像這樣受到鼓勵認清那是空想的恐怖之病患，最能好好地接納死亡的來臨。我們為了讓病患漸進地朝著decathexis（擺脫對周遭親友的迷戀之情）方向發展而到達這個接納的階段，必須先充分認識那必得要歷經這許多過程與努力。

這是說被宣告死亡的人，對於自己踏上黃泉之路所感到的一切憤慨，在他身邊有人默默坐著聽他傾訴，在聽者無條件之愛的接觸下，不知不覺變得能夠接納自己的死亡。我認為這項指述頗值得重視，因為若把我們的人生本身當成這樣的階段來思考，它便並非只適用於臨終之人而已。剛才聽過了有關死刑犯的談話，我認為在某種意義上我們也是從出生之時便已活在被宣判死刑的日子中了，對此是否以某種形態有所自覺？雖然這會因個別差異而不同，可是接納死亡的應有態度我想是相同的。

親鸞上人說過：

無明煩惱充滿我們的身體，慾望既多，憤怒、生氣、嫉妒、吃醋之心也多，直至到了臨終的一念也無停止、消失、斷絕的時刻。

我們在他所說這樣的人生之中，發覺真正接納我們這樣的每一個人的大能。病患無論怎樣憤怒叫嚷，當有人也能以絕對無條件的愛把那些話聽進去時，該病患便能接納自己的死亡。正如上述這樣，當我們也去聽透過南無阿彌陀佛這六字佛號表現著如來的願心之緣由時，接觸如來即使是怎樣的人也絕對無條件加以拯救的心胸，並且指示藉由覺醒接納我們的身體而蒙受永恒生命的世界。接觸如來的心胸而信心覺醒的人，正如親鸞上人所說：

臨終之夕，超證大般涅槃。

這不是到現在為止所介紹的迷執人生。就這個死而言，人們可以將它分為兩種：是應該再度奔赴迷執的人生而成為中有呢？還是超越這種死而直接前往真實報土、佛之世界、永恒生命的世界呢？後者並非死後之事，而是在這個身而為人之本有的現在，在這裡藉由聽聞領悟本願之緣由而決定的。在某種意義上，這便是有關楊格所教導的神話之知。在聽聞南無阿彌陀佛而領悟佛陀的願心時，重複迷執人生而應成為中有的人，才能成為蒙受前往淨土之永恒生命的世界的人。了解親鸞上人所說的「正定聚不退轉」以及「前念命終，後念即生」，也就是說領悟到佛陀之生命的那個時候，便是向來生命的終止、迷執人生的終止，而讓人成為生活在新的如來之永恒生命當中。我們現今在人間的「本有」之生命，便應去聽聞領悟這件事，這豈不是具有真正意義的生活方式嗎？

因而，儘管今天在科學上將會如何探究清楚這種臨死體驗，若試著將它與佛教的教導對照看看，豈不是都屬於一再重複生死輪迴之中有的範疇嗎？這一點當然是我從《俱舍論》所記載極為相似之處了解到的。

時間說得稍長了點，請原諒。謝謝諸位聽講！

參考文獻

河合隼雄著，《宗教與科學的接點》（岩波書店，一九八六年）。

穆地(Reymont A. Moody Jr.)著，中山善之譯，《窺視死後的世界》（評論社，一九七七）

本山博、湯淺泰雄監修，《世界各宗教的死後世界》（宗教心理出版，一九七一）

羅絲(E. K. Ross)著，川口正吉譯，《死亡瞬間》（讀賣新聞社，一九七一）

山口益、舟橋一哉合著，《俱舍論之原典解明・世間品》（法藏館，一九五五）

10 看護迎向死亡的人

高橋道子

當今的臨床現場

正如剛剛受到介紹那樣，到了今年四月我擔任護士工作便達二十四年。在這段期間，也曾在護士學校度過大約三年的教員生活，迄今為止雖然曾有在自己同行人們的場所講授的經驗，不過像這樣在各行各業的人們之前發表談話還是生平頭一遭，因此感到非常緊張。

我和本會發生關係，大約是在去年的五、六月，當時創辦研究會的田代先生首次跟我打招呼：要不要一齊組成「探討生死問題研究會」試看看？我至今在醫院的場所服務了二十多年，因此對於病患之死，真的經常就在身邊看到。在從事看護之中，當癌症患者病歿之時，經常總是想著應該讓患者確實知道病名，讓他事先知道會死而後撒手人寰，即使現在也想提供這種支援，然而卻幾乎辦不到。我也參加過我們的「死亡臨床研究會」或其他研究會、學會去學習，每一想起來便覺得自己總是站在被動的立場，只期待在需要支援時會從某人獲得與此有關的知識。就在這時候，受到田代先生的招呼，我也認為在這樣的場所若真的可以學習援助患者的事，那豈不是太棒了，所以立刻便加入了本會。

說來慚愧，當時仍是懷著被動的心情，自己加入本會還想承受諸位指教而將它活用於自己的看護工作上。在會務進行之中，田代先生大約在去夏九月間我：「妳不替我們發表一場演講嗎？」由於當時對自己毫無信心，因而回答：「請稍待一下。」我今天之所以站在這裡，是因為他後來又跟我晤談了一次，我想自己迄今為止已擔任二十多年的護士工作，看顧過無數迎向死亡的病患，給我一個多少能發揮某些用處的機會，對這種機會豈不是應該加以回應嗎？因此，便接受了邀請。

若說當今的醫療取向是在增加存活而減低死亡，並不讓人感到奇怪。儘管在這樣的現況之中，對於那些必須迎向死亡的患者，我認為還是要試著去思考應該給予怎樣的援助吧！在我二十多年來對患者提供的援助之中，雖然不能忘懷的人很多，但其中有三位我特別想提出來談談。

那麼，現在在臨床的場合對於即將迎向死亡的患者，是如何提供援助的呢？治療措施進行到最後的階段，患者與家屬連最後話別的機會都沒有便是目前的狀況。最近電視劇之類的劇情便極為寫實，醫療器械全部陳列出來侍候著，患者本身被套上氧氣罩，既做著心電圖檢測，又打著持續點滴，這種全套器材侍候的景象我想大家必已司空見慣，然而實際的醫療現場也正是這樣，就在這樣的情況之中，對於迎向死亡的病患施予援助。在此情況下，當考慮到接下來要怎麼做才好時，在瀕臨最終的階段之前，豈不是還應該考慮到讓病患與家屬能夠安寧地共度臨終之期？或者為了讓他們迎接這種事實的到來，醫院除了提供醫療行為之外還要對患者及其家屬提供其他的服務嗎？

說來這究竟怎麼回事呢？在我們與患者的接觸之中，像那種治療效果並不顯著而逐漸步入衰弱之途的病患情況，可以察覺該病患或其家屬感到極為苦惱，然而即使要向我們——尤其是身在病床邊的護士——訴說心中所懷著的苦惱，我們卻幾乎連聽聽患者訴苦的時間也沒有，這便是現實狀況。雖說時間方面可能要加以安排，但最主要的問題還不是在於醫院並不能提供足夠的寬裕空間嗎？

我在一般稱為「中村日赤（醫院）」服務，該院在昭和五十九年（一九八四）建造新病房時，設計了一間病患們可以彼此輕鬆聊天或與來訪的親友共度時光的交誼室，它給人的印象大概可說要比所謂的會客室來得寬敞些；並且還有像餐廳那樣的場所，由於以往幾乎沒有那種能夠讓病患與我們護士或醫師從容晤談的環境，所以現在有這樣的場所助益極大。再者，與多數病患同住一間病房的患者，儘管感受死亡的逼近，豈不是每天還要過活嗎？在我們察覺患者的處境時，由於還得顧及其他病患的想法，因此若要我們直接跟他提起有關死亡的話題，或進而交談有關人生的最後時光等話題，還是會讓人感到猶豫不決；而患者方面也很難向我們坦白說出這種苦惱或痛苦，這也是我自己歷經多年來的體驗而感覺出來的。這種缺乏寬裕的空間與時間的理由，豈不是存在著重大的問題嗎？

現在自己本身所做的，說來實在微不足道，病患本人若到護士室來，此時我便若無其事地出聲打個招呼，並且盡量在會客室的角落等處要跟患者談話，這便是目前的狀況。話雖如此，還是會受到時間的壓迫哩！護士經常總是受到治療行為的催迫，不是讓病患常感到護士來去匆匆嗎？而事實便是這樣。護士一踏入病房時，從一進來的那一刻便已擺出要往外走出的姿態不是嗎？我一度也有過住院的經驗，而尤其是醫生，一進病房問道：

「怎樣？高橋小姐您情況如何？」

在他說這話時，便讓我感覺他已轉身要退出了……。目睹這一景象，不免讓我感嘆：哎呀，這是怎樣的醫生！當時我好像是足部稍為骨折，因此不住院也沒什麼大礙，在那樣的情況下仍不免會有落寞之感。當時自忖：我們經常採取的不正是那種態度嗎？在擔任看護的工作上——尤其是在看護臨終病患時，好像要讓病患知道我只能使用這些時間來照顧你囉！儘管被教導著即使一分鐘、兩分鐘也好，要坐在床邊跟病患聊聊，然而現在所做的接待方式，豈不是表現著因為還有下項工作待辦而擺出要向後退出的姿態嗎？即使在同一時間也是心不在焉地回頭閒聊，這與即使是短暫的一分鐘也要坐在那裡聊聊，二者看起來豈不是極為不同嗎？如何將它付諸實行，豈不是我們的課題嗎？

此外要談的是治療——打針、吃藥或動各種手術，儘管如此，像療效並未提升的情況，對病患來說，飲食豈不是比藥物更重要嗎？對病患而言，訂立一套能夠經常供給患者本身想吃的食物的制度，豈不是也很重要嗎？這樣的事情，我們醫院目前的狀況幾乎是辦不到的。屬於厚生連醫院的長野縣「篠之井醫院」刊印一本《患者本位的醫院改革》，書中記載該院院長認為醫院飲食與藥物同樣重要，因此對於病患所要的食物，除非治療上需要加以限制，否則希望提供該患者想吃的食物。例如該醫院的末期病患提到「想吃香魚菜粥」時，院方便實施能夠提供香魚菜粥的制度來滿足病患的願望。在我現在服務的醫院裡，整棟病房已逐漸附設電爐，雖然實施的腳步稍晚，但正在努力讓患者能夠吃到溫熱的食物。這是認為在病患的日常生活之中，讓他們依舊能夠獲得向來在家裡採行的那種服務，豈不是有其必要嗎？我便是一面擔任看護工作，一面天天思考這類問題。

因應察覺死亡的病患

在我迄今擔任的看護工作之中，想談談最難以忘懷的一些患者。

方才也提到「癌症告知」——一般稱為告知或認知——的話題，我平常也思考這個難以解決的問題，我自己在現場其實並不積極進行告知或認知，因此，要說看護那種被告知罹患癌症而跨越疾病以至於病歿的患者，可惜我自己並無這樣的經驗。不過，正如即將病歿的患者所寫的筆記、淀川基督教醫院的柏木先生所撰寫的書本或修女兼護士的寺本松野女士所撰寫的《看護之中的死亡》等書籍的記載那樣，在現實上是有那種被告知癌症、接納死亡而病歿的了不起患者。雖曾閱讀這類書籍的記載，而自己本身說來實在並無這樣的經驗。以日赤醫院來說，目前原則上並不實行癌症的告知或認知，醫師在治療方針上是不告知病患罹患癌症，所以幾乎不會有這種事。因此，在即將病歿的患者之中，一面懷著極不相信自己罹患癌症的事實，一面則深恨自己為何必須背負這種痛苦而死去？抑或何以自己不能知道這種事？其中我所遭遇到的便是因不知道真正病因或不想被告知病因而感到苦惱，一直不斷訴說這種痛苦而即將病歿的景象。

在那樣的情況之中，並不直截了當地告知病患而讓病患對於病名疑雲滿腹，因此在有關病名真相會被敷衍搪塞的場合，身為醫療的一方對此豈不是仍有必要抱著彼此互相肯定而不預先加以否定的態度嗎？

即使並未受到告知，然而任誰不也是能察覺自己已離死期不遠嗎？下面我要談的便是其中一個三歲孩童的例子，這是大約二十一年前我剛從護士學校畢業的往事。有個三歲男童罹患膀胱腫瘍，所以非進行手術摘除整個膀胱不可。現在這種疾病已開發出各種治療方法，手術方式與以往大不相同，不過當時是要全部摘除膀胱的腫瘍，施行的手術先要將來自腎臟的輸尿管移植至直腸，再處理到能由直腸方面進行排尿的狀態。後來輸尿管之一縮短，移植至直腸的輸尿管縫合不全——亦即縫合失敗，有條輸尿管變得不管用了，因而變成摘除其中一個腎臟而只靠另一個腎臟生存的狀況。由於不能照樣又將輸尿管移植至直腸，所以施行的手術是在腹壁造口引出尿管，在腹壁植入導尿管至腎臟來讓尿排出，因此前後共計接受了三次的手術。

這個孩童大約半年之後便能出院在家過活，雖然小便可以移位到旁邊，但卻不能從陰莖排出。在遊玩的時候，由於是農村的孩童，他哥哥便就地小便起來，如此一來他便目不轉睛地盯著瞧，而自己卻不能從小雞雞排出。他盯著瞧而臉上露出極為落寞的神情，被他母親從後面窺見到了。那確是很難過的感受吧！自己變成不能和哥哥一樣做，他在那裡豈不是會有這樣的感受嗎？

那個孩童半年之後再來住院時，癌細胞已轉移至身體各處而逐漸變成嚴重的症狀。當時，注射點滴也沒有像現在那樣二十四小時持續攝取營養的方法……。由於也會感到十分疼痛，所以一面使用止痛劑一面過日子。腹部積起水來，肺部也受壓迫而感到呼吸非常難受。當時也有使用氧氣帳篷來使呼吸儘量舒暢的方法，可是這樣一來便會妨礙到母子皮膚直接撫觸的親密關係，因此並未採用這種療法，完全著重於與母親、家屬的互相接觸來加以看護。

這個孩童大約在病歿的兩、三天前，據說對他母親這樣說：

> 媽媽，我就算死了妳也不要哭喔！

即使是三歲的孩童也是會感受到自己的死亡，也會感受到母親本身的悲哀，因而向母親說出自己雖然先死，但不要悲傷而哭泣。當時他母親回答說：

> 不會有那種事的。等你恢復健康，我要給你娶個媳婦，而且母親會先死哩，先死的人是母親哩！

當他聽到母親這樣說時，哇地一聲哭出來，發起脾氣說：

> 不會那樣的，我會先死。不會有那種事的！

這是我剛畢業時聽到的傳聞，就連很小的孩童也會感受到死亡，自己儘管痛苦，卻能說出母親的心情或設想對方的心情，而發出那樣一席話來，令人深受感動。

那麼，在受到這種話語感動之時，我們要繼續去思考身為旁觀者要如何予以援助才好呢？若是通常的情況，當然還是會像那位母親一樣說出給予鼓勵的話：

> 堅持下去！不會有那種事的。

我自己若也在場的話，想來也會這樣。可是，後來閱讀各種書籍，歷經種種經驗，我覺得對那個孩童來說，他並不特別害怕死這件事，真正擔心的還是一個人前往。若這樣鼓勵他：雖然可能會很難受、很寂寞，但前往那裡並非你一個人，母親以後也會去，在那裡又會見面。

若這樣跟他說也許較好吧！一個人痛苦地迎向死亡，此後便是自己獨自一人，這種心情必定落寞不已，的確會很寂寞吧！反正任何人遲早都要前往那裡，因此這時與其鼓勵他「加油，堅持下去！」還不如讓他懷著「即使現在前往那裡是一個人，最後還是會與大家見面，我也會去」這樣的心情較好吧！不過，實際上若真的遭遇這種場面時，自己本身是否能有這種安慰或同感的方法，我想連自己也沒把握吧！

還有一位特別銘誌不忘的患者，是位剛逾不惑之齡的病患，戰時似乎是從事間諜那類活動的人。當時的情況我也不太清楚，但從主治醫師那兒探聽的結果，據說連戶籍之類的資料都被勾銷，是個與戰爭有關而本身的存在被塗去的人。他戰後回來時，由於上述的緣故，雖然家鄉似乎是在岩手縣一帶，但並沒有返鄉，據說住在橫濱結了婚，也生了兒子。不幸似乎接踵而至，太太和兒子都因交通事故而喪生，於是來到名古屋靠著當臨時工過日子。是個很誠實的人，一面當臨時工一面卻染上了疾病，他罹患的是胰臟癌，病況已演成無法工作的狀態，一個人躺在公寓裡過日子時，被人送到醫院來住院。他向來的儲蓄也已全部用罄，他也不能動胰臟癌的手術，便像昭和天皇陛下那樣進行補充性的手術。

真的是位耐性很強的人，雖然很痛，卻不說出痛來，他訴說疼痛的方式也很沉靜：

真的很痛，實在抱歉！請給我止痛劑。

情況即便這樣，也不按鈴召喚，而是自己走到護士室來，以這樣的方式說：

護士小姐，實在很痛，請給我藥物。

施行手術時由於需要經過親戚的同意，多方調查才聯絡上他的家人，他的哥哥從岩手趕來，並且又再度趕回去。他的症狀愈來愈惡化，因此對病患說：

要不要聯絡你哥哥讓他過來？

他聽了卻說：

希望就此為止。哥哥來到這裡，坐火車既要花很多車資，來到這裡的食宿也要花很多錢，因此請別叫他來。

他既然這樣說，我們也就算了。不久之後情況愈發不行了，通知他哥哥趕來已是三天之後，這位病患已撒手人寰。他的哥哥為他料理善後事宜，由於將他一個人安置在靈安室似乎滿可憐的，所以在那裡陪他住一晚，火葬之後才趕回岩手去。

這樣一位病患，他骨肉至親的哥哥在他死後才趕到，在他趕到之前的這段期間，我們身為護士者如何施予援助呢？我想這位病患在生活至今的生涯中，臨終之際豈不是有很多事希望人聽到？這些事卻完全埋藏在自己的心中而辭世了！這樣一位病患不免讓我銘誌不忘。

另外一位病患每讓我一想起來，便覺得自己不夠溫和慈祥。這位病患也是一個人過活，是個年已七十六、七歲的女性，她罹患的是膽囊癌。似乎是自己長期經營接待客人的行業，有個兒子和媳婦，可是和媳婦與兒子相處不好，一直是一個人過活。總之，這位患者與上述那位男性病患不一樣，會訴說各種苦處，不論何時都會有各式各樣的訴苦。

她到了真的臨終之際，說道：

拜託妳！希望讓我飲一杯啤酒。

她的意志非常堅定，而她住的是四人病房，可是卻說：

其實我每天都會晚酌一番，感到極為愜意。不能忘懷喝一口啤酒的那種美味，所以希望讓我喝一杯啤酒！

由於我們仍有既然在醫院這樣的場所便不准喝酒的刻板觀念，所以向醫師說出我們的感受：

那個病患真是難纏。在醫院裡要喝啤酒，這像什麼話！

並且，要醫師這樣應付她：

總之，請為我們說出不滿的意見，說護士感到為難……。

當時那位年輕的醫師聽了卻說：

想飲的話，由於在醫院不能喝啤酒，既然那麼想喝酒，由於醫院的藥物之中有的可以稍微摻入酒類，就端出這種請她喝吧！

那是為了促進食慾，稍微加點葡萄酒之類成份的藥水，喝起來似乎帶有甘味，將它當成處方來讓病患服用。不過，那與啤酒「骨碌」一口飲下的感覺是絕對不一樣的，因此，病患喝起來還是不過癮，說道：

這個不太好喝！

在這樣不對那樣不好的狀況之中，病情逐漸惡化起來，因此他的兒子說：

請遷移到單人病房吧！

我便跟她的兒子說：若住到院內的單人病房裡，由於沒有同房的病患盯著看，要是老太太希望的話，給她喝一罐啤酒大概沒什麼關係吧！

一想起當時的往事，何以對說不定真的就要病歿的病患還說出非遵照規則不行的話來呢？即連自己也知道「骨碌」喝口啤酒時的美味，卻何以缺乏寬容或靈活的想法來滿足可能是患者臨終之際從心底湧起的期盼呢？如今回想起來還是後悔不已！就算有其他三位病患在場，護士真的努力滿足病患的希望還是很重要。一方面了解此後與疾病搏鬥若不飲酒便不會有好轉的狀況，一方面卻受拘於不允許這種行為的醫院規則而不滿足病患內心的真正期盼，這在其他病患的眼中也反映出院方態度的不通人情來。當此之時，讓她毫無拘束地真正品嚐一口美味而讚歎道：「真是人間美味！太好了！」我們理應不可缺乏這種讓彼此皆大歡喜的溫柔情懷不是嗎？看護那位病患引起了我這樣的感想。

我自己在擔任護士工作的二十多年間，送別的病患不知有多少人，雖然我沒有留下確實的記錄，卻是多得不可勝數。不管患者何時會病歿，我們必須思考的還是生存這件事。罹患了不治之症，就算此後能預測尚有多久的生命可以存活，對於病患及其家屬來說，難道可以忽視每天過活的重要性嗎？我常想不能因為就此結束而遽下最後的結論。

溫柔的看護

目前，我在幼兒病房擔任看護的工作。幼兒病歿之時，父母或爺爺、奶奶、兄弟姊妹等親人真的會悲痛欲絕而傷心度日。我們身為護士的立場，在患者面前是不能掉眼淚的，因此在成人病房服務至今，即使真的感到悲傷也受到不能掉淚的觀念所拘束。當此之時，護士還是常會和幼兒的父母一樣悲痛欲絕。掉眼淚大概是由於我們護士也同樣具有人性，會與病患及其家屬同感悲傷，我現在認為若是情不自禁地掉下淚來，應當是沒關係吧！

話說得有點語無倫次，實在抱歉！因為實際上我真的在幼兒病房……。現在幼兒罹患特別多的疾病，便是白血球增多病，尤其日赤醫院積極從事於骨髓移植等治療而聞名，來就診的白血病患者極多。若為白血病的患者，大致會被強制過著半年或一年漫長期間與疾病搏鬥的生活，儘管這樣，還是經常處於病症復發的險境。

我帶來這裡的，是一篇長期持續過著這種與疾病搏鬥的生活而好不容易出院之兒童所寫的作文。我們一直認為必須援助病患不喪失求生的希望，所以在最後想把這篇作文的內容披露出來。這個孩子是國小二年級生，醫院之中設有所謂「向日葵班」的小學校，因此在出院之前寄來這篇作文。文章這樣敘述：

我在二年級的開始時住院，因為討厭而哭起來。接著便被注射點滴，又被抽血，正因

> 疼痛而討厭。而且，也不能和英子或其他朋友遊玩，感到寂寞極了。由於點滴藥水的關係，我既會嘔吐，毛髮也會脫落。初次照鏡子時，因頭上沒有毛髮而嚇了一跳！不過，護士們告訴我：「還會長出來哩！」
>
> 加入向日葵班級之後，才出現很多朋友。並且，在向日葵時間裡玩得很快樂。由於長期住在醫院，現在即將可以出院，感到非常高興。

在閱讀這篇作文時，相信那樣的孩童們已跨越那種與疾病搏鬥的辛苦日子，開始邁向新的生活，而我們始終不能忘記對此必須施以援助。

雜七雜八地談了一大堆，實在很抱歉！若能對諸位提供一點用處，那就太好了！而我自己今後也要努力下去。非常謝謝！

⑪ 承受死亡——站在基督教的觀點

小笠原亮一

與死亡的邂逅

我明白人是會死的因而自己也會死這件事，大約是在即將上小學的那段期間。我一位堂兄弟溺水而死，去參加葬禮的前一晚，我有位兄長輩說：「反正人遲早總要死的。」當時聽了嚇一跳，「那麼，我也會死嗎？」至今都還無法忘記當時的驚愕。那位兄長輩跟我說：「過幾天也忘掉那種掛念吧！」

而後，在我小學五年級時戰爭結束了。我所生長的青森市，是渡船從北海道運來煤炭的重要港口，遭受激烈的空襲，最後在B二十九轟炸機的轟炸下燒成一片焦土。在此之前一直被教導著為國家、為天皇陛下而死是最高的榮譽，而災後燒焦的屍體堆積如山，想到自己也差一點就變成那樣的景象時，要是死得這麼悽慘，縱使戰爭獲勝，想起來也會被死不瞑目的恐怖感所纏住。

學生時代來到京都求學，但對自己的能力或自己的性格感到絕望而曾有想要自殺的衝動。總之，當時已想逃避自己、逃避這個人世。死亡是解脫一切的狀態，因此死亡看起來極具蠱惑的魅力。要是前往那兒，一切都變得舒爽——活下去很辛苦，死亡便是逃避。死亡看起來極為迷人，而被自殺的誘惑所攫住。雖然父母跟我說：「不要尋死而要振作起來！」儘管這樣，我還是想死。總之，說來可能是自己的自我貪圖安逸，連父母的悲傷也不顧及，只要自己好就可以了，是這種表現自我的尋死願望。

其後，我藉由基督教的信仰而從年輕時代的絕望狀態獲得了生存的希望。有一次曾經隱居在山裡，不食人間煙火地從事祈禱。雖然隱居在山裡進行祈禱，可是大約從第二天晚上便下起雨來，感到非常的寒冷。山中下雨，而我向神祈禱著，可是逐漸看不到神的靈蹟，結果我被死亡的恐怖所籠罩了。第三天晚上，便飛也似地跑下山來。

我雖具有基督教的信仰，但心情上卻沒有擺脫那種死亡的恐怖。回顧自己的生涯，已經看開這一生大概不能解除死亡的不安或死亡的恐怖吧！雖然擁有信仰，但大概不能從那種不安擺脫出來吧！因此，實在並無真正的信仰。

在基督教方面，耶穌釘死在十字架之後的第三天又復活了，復活的信仰便是克服死亡的信仰。對我來說，這是難以相信的，也是極不科學的。

基督教裡讓人難以那麼相信的事體有好幾樣，例如提到耶穌基督是由處女瑪利亞所生的處女誕生傳說，抑或此世終了耶穌基督會再度回來的「再臨」傳說。而且，人類歷史的終結便形成新的神明國度——新的天與新的地，這種新天新地到來的信仰，以現代的科學眼光來看，是不科學的說法，極難令人信服。耶穌基督復活的說法，對我來說也是一項敗筆，我並未認真地熱心於這種信仰。由於這樣，雖然我成為一個基督徒，但說來似乎遠離真正的信仰。

發現永恒生命的國度

我之所以大幅超越這一階段或成為具有像我這樣的信仰，是肇端於家母的逝世。當時在青森的家母正在入院就醫之中，晚上有電話打來我的住處說：「母親病危，已經陷入喪失意識的狀態。」不過，第二天在某個地方我要與人會談。我是個長期間參與部落問題的人，因此正要到某一處所會商有關對基督教的歧視問題。晚上電話打到那裡通知我母親病危的消息，而且不到一個小時又隨即掛來電話說：「母親已經辭世，立刻回家！」

因此，我便在那裡等待天亮。打電話到要前去會商的處所，轉達自己深深的歉意，因為家母辭世，希望對方諒解所約定的會談。並且，一面等待著天亮，一面則考慮如何回家較好？是坐飛機回家好還是搭乘特快車回家好呢？

當晚在等待著天亮的時候，我的心裡想起了一句話——那是耶穌說過的話。耶穌在招呼某人「請跟隨我來」時，那個人說：

我的父親逝世了，請先讓我去埋葬父親。先辦妥了父親的喪事，然後才跟隨您去。

耶穌聽了便這樣回答：

要埋葬那個死人，聽任死人躺下即可。請你出發去向天國通告吧！

這段話是記載在《聖經》上的，我便是想起他說的這段話。

這就是說，就算我急忙趕回母親身邊，也只能依偎著母親的屍體哭泣，我對亡母所能做的說來只有這樣，唯有面對死人悲傷的哭泣而已！我似乎聽得見耶穌對這樣處境的我說：

關於死人我會承擔，因此，請你代理自己講述尋訪天國之生命的喜悅。

於是我下定了決心，結果延緩一天返回青森。當時我決定讓神照料亡母，人類只有哭泣而已，所以請神承擔死者。這就像耶穌復活那樣，請神讓母親復活在永恒的生命裡——我所聽懂的便是這樣的話語。

而且，此後我稍微再仔細思考這番話語，發覺耶穌在母親過世時會招呼我的那番話，並非只針對當時的事情，豈不是貫穿我整個生涯的一段話語嗎？我籠統地認為那豈不是在說：從此以後，請奉獻你的人生來當耶穌基督的弟子。母親過世之後一、二年，家父便因胃癌而入院接受手術，手術之後卻怎麼也未能恢復健康。這也是發生在故鄉青森的事，醫生叫我過去說：

令尊的癌細胞已轉移至肺部而變成肺癌，往後只能存活半年的生命。

恰好就在此時，我們教會的牧師因年屆八十而退休，正與我討論要來接任他的職位。我當時便下了決心，家鄉的母親過世而父親若也撒手人寰，今後面臨的便是背水一戰，因為已完全沒有後顧之憂。我覺得神藉由收錄父親又來召喚我，而我歷經大約漫長的十五年受到大谷高校的多方照顧，但此時已下定決心辭去高校教師的職位來充當傳道者、宗教家。

可是，不可思議的是後來家父的病症卻好轉起來。原來醫生所說的肺癌，其實是挺為麻煩的肺炎，是以肺部的陰影一直在擴大著，而讓醫生誤診為肺癌。這件事也讓我覺得有點不可思議，我便辭別高校而擔任起教會的工作來。

我充當宗教家之後，便涉足很多人的臨終現場，也置身於安慰留下之遺族的立場。《聖經》上尤其關於喪失所愛之子女的父母之悲傷，便有這樣的記載：「悲傷得不願受人勸慰！」傷心得已不想聽聞人們安慰的話語，而寧願與那個孩子一同死去。確實是悲傷得不願讓人安慰，對於喪失所愛之親人的那些遺族們，我也有很多無法用語言安慰他們的經驗，此時若說些什麼，那可就會有人遭殃了！當此之時，要儘可能與其家屬同在一起，若只在喪葬儀式中才突然現身，便說不出真心的話語，所以儘可能拉長時間與其家屬一齊過活。如此一來，這段期間便會感染到家屬的悲戚之情，而產生各種對故人的追懷來，我便從其中努力探索主持喪葬儀式的話語。我所能做到的，便是與遺族們同感悲傷，儘可能將那種悲傷當成自己的。

而且，我的職務除了儘可能承受一己所能的深沈悲哀，其他已無能為力，因此所做的只是指示神的存在——指示讓耶穌基督克服死亡而復活的神。我們的人生並非因死亡而結束，以諸位的情況來說，我想便是獲得阿彌陀佛擔保的極樂淨土，但是以我的情況而言，神為我們擔保的則是永恒生命的國度。我一面儘可能對此同感悲傷，一面則從這種哀戚之中指示神之永恒生命的國度。

我便是這樣主持喪禮儀式的，我那教會有個會員上了年紀有時會顯得有點痴呆，兒子在東京的公司上班，因痴呆而將他領回東京的住處，就此在東京逝世。我為了主持喪禮，便前往東京處理靈前守夜以及火葬事宜，當晚投宿在東京一家小旅館。靈前守夜結束時，夜已深沉，此時我也只是一味地講述我們的人生並非終止於此世而是有永恒生命的國度。不過，其實我想是在說給自己聽。與遺族同感悲傷而講述永恒生命的國度，但結果是說給自己聽的。

當晚，我感到不可思議。正如方才所說，我已看開自己這一生大概不能擺脫死亡的不安或死亡的恐怖吧！即使從事信仰，不過不知哪兒仍然殘留著陰暗的不安，即使擁有信仰還是照樣會死去啊！讓我吃驚的是，當晚我無論怎樣想向自己挑逗死亡的不安，也都感到平安無事，內心一片安寧。從靈魂的深處颳起像死亡的不安或死亡的恐怖那種情愫，可是感到在那裡被某種蓋子牢實地蓋住了，即使探索我的靈魂、我的內心的哪一處，也找不著死亡之不安的陰影。因此，我目光炯炯地任憑自己睡不著覺，在對某種安寧的心境懷著感謝與喜悅之中，度過了那一夜。細加深思，那些話是在說給自己聽的啊！

我們運用自己的智慧探討這個人生、社會、歷史或宇宙，但是，結果我們還是信仰神或信仰佛陀這件事，若是把神、佛套入人類之智慧的框架之中，那就不能產生信仰了。我張開心眼看到真正信仰神或信仰佛，乃是信仰那位創造或支配超越人世現實的或永恒生命的世界、無限豐沛生命的世界的萬能者。

我的情況是肇端於所愛的人（我的母親），而喪失母親的那種悲傷——有經驗的人我想便能了解，喪失了母親，到哪裡尋找也找不到母親的。當然，我既受妻子或子女的喜愛，也受別人的喜愛、受神的喜愛，話雖如此，然而母愛便是母愛而有其特別之處，想到不能再度體驗那種母愛時的失落感，便會心生無盡的悲傷。但是，雖然母親已不在這個地上而看不到她的容顏，然而並非就此結束，母親正活在一個更為不同的永恒世界。我被引導至能夠相信這件事，這就是說，我透過所愛者的死，經驗到發現永恒生命的國度。

從此以後，我可以把世上的人們分為兩類。一種是只知這個人世之現實的人；另一種是曉得超越這個人世之現實的、目所不能見之永恒生命國度的人，一面與那個世界進行對話——所愛的人已不在這個人世，但卻活在永恒生命的世界。一面與那位所愛者進行對話，寧願以那位不在人世的所愛者作為精神上的依靠來過活的人。我學會區別懂得這種事和不懂得這種事的兩類人，知道人真正變成一個獨立的人，是能夠以那種目所不能見之世界為依靠的人，是能夠與活在那個世界的人心靈互相溝通、互相交談的人。

回應逝世人們之心願的活動

我的哲學老師說過這樣一段話：主張這個人世現實的現實主義(realism)必會因虛無主義(rihilism)而衰滅下去，並無不受「虛無」(nihil)威脅的真實(reality)；可是，宗教並非這個人世的真實，因而不受虛無主義的威脅，它指示的已是高一次元的真實，宗教的世界便是建立於這一高次元的真實。這是我的哲學恩師說過的一段話，我完全贊同他的說法。

清楚地知道那個超越受死亡威脅之世界的人，而且在那裡設立據點而由此汲取生命的人，便是擁有真正信仰的人。我們教會裡的那些遺族們，起初所愛的親人死亡時也是感到很悲傷，可是其後逐漸變成與其依賴此世的人，寧願以那位逝世者作為精神上的寄託來活下去；更且，若是年歲增長，這種想法便愈發強烈。古詩云「去者日以疎」，這是說遠離的人逐漸被忘懷，然而實際上卻與此相反，離去的人則逐漸接近。以喪失愛子的情況來說，隨著年歲的增長，與那個兒子會面的日子說來便逐漸接近。而喪失所愛的丈夫或所愛的妻子的人們想來則更為接近，反而認為這個人世的人們，怎麼也不了解自己的心情，因而儘管活在這個人世，卻越來越感到孤獨。雖然也有老年人並非如此，可是若世代有相當差距，在話語也不能溝通之中，所愛的已逝人們的世界、永恒生命的世界反而近在身邊。這是我屢有見聞的事。

我近來甚至認為我們在這個人世從事各種活動時，與其說這個人世的社會性活動是在鼓起我們的慾望，還不如說是在承受逝世人們的願望而舉辦的，這種活動豈非才是真實的活動嗎？例如我前往廣島時，那天正好是蘇聯進行核子試爆的日子，廣島遭受氫彈轟炸的人們正在慰靈碑之前舉行靜坐抗議。廣島的原子彈資料館裡正展示著罹難者熔化的骨頭、粘連的瓦片……，我懷著難以言喻的心情觀看眼前的景象。戰爭結束已超過四十年以上，儘管遭受原子彈轟炸的人們繼續呼籲禁止、反對核子試爆，然而核子試爆對世界的恐怖威脅依然揮之不去。那些人隨著年歲的增長身體也常常會疼痛起來，即使再從事這類靜坐抗議大概也是徒勞無功吧！可是想想那種繼續呼籲的力量、原動力是從何而來的呢？恐怕是來自於死去的人們吧！那些人的繼續呼籲，是以在原子彈爆炸的烈焰中喪失性命者以及同他們一樣遭到轟炸而先死去者的心願為心願，所以一想到逝世人們的事情，便無法停止呼籲，即使會被認為多麼的白費工夫，還是欲罷不能。這些人的靜坐抗議行為，大概便是在表現這種感受吧！如此一來，便遠離我們貪婪的慾望，而這個人世具有真正意義的活動，豈非寧可說是由那些具有耳力真誠傾聽死者之心願的人們所做出來的嗎？我是信仰耶穌的，而耶穌是被釘死在十字架上，提到耶穌的那個心願……，說來我是以耶穌的心願作為我的心願活下來的。我寧可認為在以逝世人們的心願為心願而活下去時，這個人世的活動豈不是才具有真正的意義嗎？

以上所述，是我認為有關死亡的意義。死當然是令人害怕的，但我透過所愛者之死發現到永恒生命的世界，寧可說由此才可能真實地生活在這個人世，這是我首先要說明的。

對生命國度覺醒的人們

以此為前提，我那教會裡也有尤其是罹患癌症而被死亡之不安所糾纏的人們，關於這個問題以下我想稍微談談。

在我尚未步上宗教家之途以前，有位年紀比我稍大的婦女到我家來訪問，最近我常想起這個人的事情。她戰後不久就畢業於女子大學，在一家大報社擔任女記者。當時，女性擔任大報社的記者是件很出色的職務，她可能參與左翼的活動，或因憑良心辦事而屬於左翼的新聞記者。戰後某一時期開始，左翼新聞記者會遭到報社的撤職或受到刁難，她便從所謂熱門的社會部記者，調往推銷的部門，從事那種磨損高跟鞋底、挨家挨戶探問的工作：

要不要訂閱報紙？

這位具有自尊心的報社女記者，從事這種工作似乎很辛苦。但是，在她從事這種辛苦的工作時，遇見臨時雇員性的送報生（一面送報一面領獎學金繼續念書的少年們），發現他們送報之外，還要到市鎮的各個角落挨家挨戶地詢問：

要不要訂閱報紙？

因此，她至此才接觸到世上貧窮人們的現實處境。

結果此後她在接觸貧窮人們的生活之中，尤其考慮自己女性的立場，特別關心起受到歧視的在日朝鮮人女性或兒童的問題。當時，恰好我住在京都被歧視的部落裡，也正在為在日朝鮮人兒童們的教育問題奔波，因而她來訪問我。我把自己正居住的部落或朝鮮人多數聚集的地域畫成地圖，當時正值盛暑時節，我對她說：

地圖畫好之後，妳自己大概可以走過去吧！

便把畫好的地圖交給她，這表示我不幫她帶路。現在回想，還記得她碎步快行步入那個地域的背影。

其實，她當時便對我說過：

兩、三年前罹患了乳癌。

我當時並不了解她說這話的含意，那是說動了乳癌手術——那樣的話，動了手術還只經過兩、三年而已，可是……。這話的含意，我當時並不知道。她是冒著癌症復發的危險，她所說的意思是：自己懷著手術之後大約五年之中會不會復發的不安。可是，當時我並未了解她說這話的含意，正因為不知道，所以才對她說：

那種地方不知道能不能一個人走去。

畫上地圖交給她而並未陪她一起當嚮導，這件事讓我想起來感到很難過！

此後過了四年，在她死後出版了一本書，我才知道她究竟是何人。她在過了二、三年之後乳癌復發。到京都我的住處來訪問過後，她在復發的病床之中細膩地寫出用自己的雙腳訪遍各處的在日朝鮮人的樣態。知道她是將這件事當成她生前最後的工作，並且她一向是在基督教的環境下長大的人，但後來因從事左翼活動而遠離著基督教，可是由於癌症復發，她又再上教會。總之，我知道她最後一邊尋求永恒生命的國度，以此為心靈依靠來忍受癌症的復發，一邊則完成最後的工作而辭世。她當時對我說過：「是動了乳癌手術的第二年。」我完全不知道這句話的含意一聽而過，看到她的書讓我想起了這件事。

目前，我教會裡罹患癌症的有四個人，其中直接讓我得知罹患癌症的只有一位。這個人雖說罹患癌症，但十年前便已得了腦腫瘍，在這十年之中接受了三次手術。這個人是位太太，現在年紀大的孩子是中學三年級的男生，而年紀小的孩子是小學六年級的女生。這位太太最初在動腦腫瘍的手術時，她的孩子們連小學都還沒上，還是幼童的時期，我這十年來對她的家庭狀況一直很熟悉。後來，動了三次手術，去年便是第四次的手術，據說當時醫生對她先生說：「只剩兩個月的生命！」她的先生便來跟我說，提到十年前醫生說過：

剛好在第十年，被醫生告知「只剩兩個月」，而孩子們連高中都還未唸。她先生跟我商量：在此之前的手術是為了延長生命而動的手術，是儘可能不評估死亡問題而抱著延長生命的希望去接受手術的，可是這回的第四次手術目的並非延長壽命，只是要減緩腦的意識部份受到侵害的速度，而維持著意識的清醒，所以這次的手術是為了避免患者陷於植物人狀態，要儘可能讓清醒的意識維持得久一些，壽命不延長也還有兩個月。若是這樣，那麼在這兩個月之間，對孩子們或丈夫該講的話、該做的事，豈不是非讓她預先交代妥當不可嗎？這是我們兩人意見獲得一致的結論。

她先生似乎連她只剩兩個月的病況也說不出口，而是以含糊曖昧的說法提到不會活得長久，這次她是對死亡已有心理準備的人，所以必須迎向手術。她先生跟她說，手術本身雖然沒有危險，但這次手術的意義並非為了延長生命。

他們是信仰非常篤誠的家庭，事實上她的父親已在兩年前過世了。父親在兩年前過世這件事，我想對她而言是一種精神上的憑藉。對今後逝世的人來說，最愛的人已早於自己跨越死亡的江浪，自己遵循他的後塵前去，最愛的人正在等候自己，這件事會成為今後逝世者的助力。我們活著的人對於死去的人是無能為力的，寧可說所愛的死者們此時會成為我們的助力。我認為她父親兩年前過世這件事，對她來說會形成助力。

我要她先生跟她講這件事，便選擇一天上她家拜訪，為大家主持起一個小型的聚會。此時，我引用《聖經》上的話這樣說：

> 由於這個緣故，我們被這麼多的證人如雲般地圍繞著，因此拋棄一切的重擔與纏繞的罪責，我們豈不是要忍受應該參加的競賽而奔跑到底嗎？豈不是要一面仰望信仰之舵手及其完成者耶穌，一面繼續奔跑嗎？

這段話所說的，除了耶穌基督之外，還有如雲般的信仰之證人們團團圍繞著我們。所謂信仰之證人們，是說具有信仰而先於我們辭世的人們，並非在說我們活著的人，乃是指已完成信仰的道路而跨越死亡的江浪活在永恒生命之國度的所有人們，這群人以耶穌為中心像雲一般團團圍繞著我們。總之，那是一群耐得住死亡、跨越過死亡的人們，對今後將會逝世的人們而言，跨越過死亡的人們才是依靠的力量。被這群證人們如雲圍繞著，受到他們的鼓勵，自己也踏上那條道路。我為他（她）們講解這句話，並進行祈禱。

她也並非全未受到打擊，當然有點緊張、衝擊，而在與全家人一齊祈禱之中，也不是沒有掉淚，可是全家人是在同心合力的情況下祈禱的。

這件事也極為不可思議，手術的結果，原先認為是腦腫瘤病情的復發，實則並非如此，那是先前鈷照射過強將腦部稍為腐敗的部份顯現出來，以致讓醫生誤判為是腦腫瘍的復發。生命並非「只剩兩個月」，現在儘管還接受難受的化學療法（化學療法似乎非常難受），卻足以堅持下去。不過，無論如何，她的家人已跨越那種局勢而正努力於目前的治療。

在我的教會裡，已接受癌症手術治療，但因發現過晚而極可能有復發危險的人，還有另外三位。這些人似乎是從醫生或家屬那兒探聽到這件事，而來向我坦述的。他們雖然手術之後已過了三年或四、五年，可是復發的可能性很高，所以感到惴惴不安。眼看著他們這種樣子，歸根究柢還是唯有信仰而已。忍受這種不安，卻毫無人間性安慰的意味，依靠的唯有信仰。這問題便成為藉由怎樣的信仰來承受得住那種不安？最後就這個問題來談談。

看到他（她）們的樣貌，讓我感到非常優美動人。以其中那位有個連小學都尚未入學的孩子的婦女來說，雖然內心深懷不安，卻一面懷著不安一面接受化學治療。正如方才所說，化學療法的作用非常強烈，她便因化學療法使頭髮脫落而戴著假髮。在迎向化學療法時，醫生跟她說：

為孩子著想，即使需要花上一年也得做，這樣將會延長生命呢！

她便與先生攜手從事背水之戰，她還有個上了年紀的母親，為了不讓母親擔心，他們除我之外對這件事都守口如瓶。總之，為了孩子與先生，她一面盡力予以關懷照料一面過活。

我因為是基督教信徒，並無所謂「女神」的說法，可是一看到她那種風範，卻覺得真像女神一般的清純與優美。把神允許她活在世上的每一刻時間都看得很重要，去做她盡可能辦到的事，為家人盡最大限度的關懷——這樣的風範……。

另外一位正在琉球擔任保健護士，她也罹患了癌症。我就在這段期間到琉球去採訪她，她也正以信仰作為精神的憑藉。由於進行乳癌手術而摘除乳房，如此一來，據說肩部的周邊全都不能動彈。她的情況則是左肩部，左手不能抬起，只能用右手從事保健護士的工作。她在美軍基地佔了村莊將近七成的一個叫做嘉手納的地方擔任保健護士，據她所說，手術之後不能開車，從那霸搭巴士上班大約要花上四十分鐘。她在去年十月接受手術，目前已前去上班，她說她依靠的也只是唯一的信仰。

還有一位是尋求信仰的人，她因卵巢癌已進行了二、三次的手術，化學療法則不計其數。

她現在到我的教會來求道，尋求永恒生命的世界。據說化學療法每月進行一次，可是這樣一來，大約一個禮拜或十天之間會突然感到很痛苦。看來她還是要在信仰的世界尋求忍受不安與跨越死亡的力量。

禱告的「轉換」

我不能對這些人說出拙劣無用的安慰話語，那麼我是怎麼跟他們說的呢？我告訴這些人的便是基督教信徒向神祈禱。當然，最初是祈禱：「神啊！請治好我的疾病。」可是，過了一段時間之後，不能不轉換這種禱告——我對他們說的便是禱告的變換。

這話是怎麼說的呢？耶穌是被釘在十字架上遭到殺害的，而前一晚他是在客西馬尼（Gethsemane，位於耶路撒冷東郊）的橄欖山祈禱之後被捕的，當時的禱告已有死的心理準備。起先祈禱：「把這杯酒拿開吧！」所謂杯子是指毒杯，這是向神祈禱請神免除自己死亡的苦難，但是，這種「拿開這只杯子吧！」的祈禱還沒結束，耶穌又禱告：

請只按照神的心意去做，而不是照我的意思。

這便是我所說的禱告的轉換。《聖經》上記載著他做了三次同樣的禱告，在此三次禱告之後，耶穌自己便走向來逮捕自己的那些人，並不想要逃離那些來逮捕的人。當知道神的唯一心意是「飲下這杯酒」時，耶穌禱告了三次「把這杯酒拿開吧！」但在神的沈默之中，耶穌領悟神的唯一心意是飲下那杯酒，因而耶穌並不想逃開，寧願自己踏出一步走向來逮捕自己的人。

耶穌殉道之後，基督教中最能幹的保羅這個人，身體似乎有某種缺陷，那可能是類似精神上的癲癇症或眼睛看不見的疾病，雖然不太了解他疾病的真實狀況，不過，總之他似乎患有某種見不得人的疾病。若是看到他的容貌，人們大概難以想像保羅是受到神的祝福的。若是帶有癲癇症或嚴重的瞎眼，就人們求神福佑的意義上而言，便不認為這是值得感謝的宗教。因此，保羅向神這樣祈禱了三次：

請治好我那個疾病！

可是，他聽到神的聲音這樣說：

這樣對你已足夠了，神的施恩顯現在弱點上。

於是保羅便停止請神治癒那種疾病的禱告，在患著見不得人的疾病之中，為神做見證。

所謂禱告三次，未必便是三次，而是指貫徹到底的禱告。祈禱神治好疾病，是說那樣也滿好的祈禱，而非經常總是喋喋不休地不斷祈禱。當某一時刻來臨時，知道背負那種疾病或背負死亡是神唯一心意的時候，此時我想便有必要變換禱告的內容為：

請給我背負那種疾病、那種死亡的力量！

基督教裡所信仰的神是無所不能的——神是全智全能的，雖然神是無所不能的，可是神只做祂認為真正好的事情。例如若想治好疾病，神便能治好疾病。由於神能治好疾病，因此也有治好疾病的情形，可是，在對那個人來說還有比治好疾病更重要之事的情形下，神便會期望那個人能夠承受起疾病來。神比我們更了解自己，超越我們的想法而施予我們最妥當的關照者便是神，我們應當完全地託付給這位神。而當接納神給予的疾病、死亡時，神必定也能給予忍受這些災難的力量，假定就算死了，也不是死了便就結束，神會給我們準備永恒的生命。就這一層意義，我舉出耶穌或保羅的例子來向諸位解說禱告的轉換，我認為這便是信仰。那不是只給人治好病的神，而是既會治好疾病，也能給予疾病的神——是無所不能的神，忍受苦難、忍受疾病、接納死亡，這些也是神對我們的期望，我所談的便是這樣的神。神本身讓耶穌在十字架上承受死亡，藉由這樣，死亡並非通向黑暗的、絕望的、虛無的世界之門戶，而成了通向光明的、希望的、永恒生命的世界之門戶。我要說的不是喋喋不休地一味禱告「請治好我的病」，對我們來說，承受神的真正心意所在而轉換禱告的內容是有其必要的。

我的教會裡有位極為優秀的信徒，他在年輕時目睹自己弟弟的死亡，透過死亡問題而成為虔誠的信教者，就這樣他對死亡問題有其透徹精闢的見解。他年過九十之後，兒子告知他罹患癌症，家屬與我們一齊為他朗誦《聖經》，或為他唱讚美歌，一面祈禱一面在病床過活。自從他知道自己罹患不治的癌症之後，別人來為他禱告「請治好疾病」，他便說這是多此一舉，自己如今已準備著面對死亡。總之，對他而言，與其說這是迎向死亡，不如說是迎向永恒生命的國度，因此，自己現在是迎向永恒生命的國度——亦即明日，不是這個人世的明日，而是迎向永恒生命的黎明。他告訴我，自己如今正準備迎向這個目標，當此之時卻有人走進自己的屋裡說些什麼「請治好疾病」的祈禱詞，便成為搞亂自己這樣的心態，像在扯自己的後腿。他的這種態度，我想便是轉換禱告內容的最佳示範。

耶穌在迎向十字架時，門徒說：「夫子，那樣的事算了罷！」當門徒拉住耶穌的衣袖要制止時，耶穌也是嚴厲地喝斥門徒道：「惡魔呀，退後！」我們對永恒生命的國度做了心理準備——這便是身體衰弱下去，但心眼正直，受到已跨越死亡的人們所圍繞，自己能夠筆直地朝著那處目標邁步走去。所謂的信仰，我想便是給予這樣的力量。

我並不認為自己做得到這樣的死法，不過問題並非死法是否出色，我想託付給真正無所不能的神而迎向死亡，期望不要經常喃喃不休地禱告：「請神治好我的疾病！」在此情況下，我們的口號便是：「在天國之門再會吧！」這是互相親愛的同志們，在天國之門相會的一句口號。我們的生命並非終止於目所能見的地上之生命，而是具備著永恒生命的希望，我們便是以此為目標而跨越死亡的。

想說的話有餘不盡，不過就讓以上的話來做結束。

12 凝視死亡

——為了探討生命

田代俊孝

忘卻死亡的現代人

由於高齡化社會或者對於臨終病患的告知死亡問題等，在現代社會，生與死的問題是不可避免的課題，而且一直逼迫著我們。

但是，這個課題原本是佛教做為出發點的課題，就如同悉達多從生、老、病、死的課題覺醒，而成為釋迦牟尼。佛教以「出離生死」為目的，世尊從那樣的迷惘中解脫，拯救了大眾。就那層意義上，所謂佛教，就是正確地如何死去、如何生存的教育；也就是說，除了死亡教育之外，別無他法。同時，在現在，站在那樣的立場上，社會正要求著佛教的再生。

明日死去，絲毫不察的蟬聲。

（作者不詳）

短暫生命的象徵——蟬，在盛夏時，神采奕奕地鳴叫著。誰能感受到那樣鳴唱的蟬，即將死去呢？

可以比擬蟬之死的事物，別無其他，就是我們的死亡。我們忘卻「生命」，忘卻死亡而生活著。

面對從百貨公司買來的甲蟲的死去，說著「媽媽，電池沒電了」的現代兒童；無法控制惡作劇的分寸，將朋友逼至「死亡」絕境的惡作劇兒童，最終恐將輕易地殺害父母、子女。人類正被以經濟價值來衡量，被系統化、被物化著。在另一方面，物體被機能化，被人型機械化著、被人為化著。看不見死亡，忘記了生命的沉重。

看不見死亡，有著許多的原因。幾乎所有的人都在醫院迎接死亡，也算其中之一吧。或者，在柏油及鋼筋建築物的社會裡，土壤不見了，動植物不見了，人類遠離了自然的生活環境，也是其中之一吧！

我們不僅如此地忘懷死亡，甚至積極地逃避死亡，將死視為禁忌。

例如，在日本，一般的鄉鎮上，只要參加喪禮回來後，都有撒鹽的習慣。原本，真宗的門徒沒有這樣的行為，但是現在也成為習俗而舉行著。撒鹽這個行為，是將死亡視為不淨的東西；也就是說，看見了污穢的東西。養育我的父母之死，或者先自己而去的子女之死，為何一定得視為不淨、污穢的事物呢？我們不也是即將撒手而去的生命嗎……。所謂葬禮，乃透過親近者的「死」，來思考自己的「生」的最佳場合。那或許是給予死者的最後贈禮也說不定。請僧侶或牧師來主持葬禮，是因為那是教育生死的場合吧。就那層意義，我們應該重新審視葬禮的意義才是。

筆者的僧房，是在三重縣的山中。葬禮現在都是在路旁舉行。在遠離村落的墓地火葬場，堆積稻稈、薪材等予以火葬。放下靈柩，在六親眷屬所有人的守護之下，喪主點燃火苗。在現場的人們，也被燃起不得不一同思考有關「我的生命」的心情。

另外，逃避死亡反而讓人類陷入不安之中。冥界或者靈異事物等，都是從不安來的。抗拒死亡，不肯凝視現存的事實，所以很晦暗。今日所稱的第三次宗教風潮，可說是其具體的體現吧。

「有生必有死」，忘卻死亡的現代人，若能從既存的現實中覺醒，探求死亡——也就是說，從不知是否有明日之中覺醒，反而能擁有充實的生命。

思明日之心之易謝櫻，
夜半遭風吹散乎？

（傳為親鸞上人所作）

「生命」的私有化

更有甚者，在另一方面，我們將生命私有化、所有化。人類原本就不是因自己的意志而出生到世上的，生命存在於私有的意志之前。並且，死亡也存在於自我之外。但是，伴隨著自我的覺醒，也同時私有化。將生命納入自我的思想中，結果，連生命的短長也變得自由自在，一味地認為那是自己的意志可以決定的事物。

例如，談到平均壽命為八十歲，便以為自己也可以活到八十歲，而被那種錯覺所俘虜。但是，實際上，生命是不知是否有明天的。生命不是「常」（生死無常），當我們可以實際感受到時，我們才開始真正瞭解生命的尊貴與生命的意義。生命是永遠的這樣的想法是一種妄想。當妄想破滅時，「傲慢的我」才開始轉折。在瞭解那不是我的「生命」，而是「被賦與的生命」時，也就是背離生命的私有化、「有無的邪見」時，才真正開始接受那事實。

同時，覺醒到生命的尊嚴一事，便成了關涉人權、和平、福祉等一切人類問題之根本。

因為生命深刻才值尊敬

少年時代曾讀過大島美智的《年輕生命的日記》一書。大島美智是一位顏面生有惡性肉瘤，卻不氣餒，仍然上大學就讀，而於二十二歲結束生命的一位女子。

人生長久故不尊貴，
生命深刻才值尊敬。

大島美智向這首歌學習，她說：「我並非行走於不幸的人生路，我是行走於運氣不好的人生路上。」完全燃燒自己。

以長短來測量人生，在佛教將之稱為「分段生死」。相反地，超越生命的長短，覺醒到不生不滅的生命，佛教稱之為「不可思議變易生死」。那是代表超越長短的主觀立場，由於難以表現，所以闡述生命的「質」或者「深度」。對於此，中國的曇鸞大師用「無生之生」來表現。如同親鸞的《正信偈》所禮讚的一般，大師被授與菩提流支三藏及淨教（淨土宗的教義），焚燒不老長壽術的仙經，回歸樂邦（淨土）。拋棄祈禱不老長壽的分段生死，覺醒於不可思議的變易生死。

此外，根據理解善導大師的《觀經》之後，韋提希夫人雖是凡夫，卻立即覺悟無生忍。無生無滅，也就是覺悟到無量壽（阿彌陀佛）。

於現生覺悟生死

但是，在死後才來探討，這件事就變得毫無意義了。親鸞上人對於淨土宗向來祈禱臨終的來迎，及闡述未來（死後）的救濟，提出在現實生活救濟的確證。

這就是說，不是在死後，而是在聽聞名號、得到信心時，在此生便可以達到「正定聚不退轉」（超越生死痛苦而不退卻的立場）。

即使在死亡之際，關於死亡的問題，也應該在活著的時候妥善解決。若非現生正定聚，則毫無意義。即使祈禱臨終，正念之後會來迎，而拘泥於死亡，是無法超越受限制的死亡之苦的。唯有在活著的時候解決死亡的問題，才能超越死亡的局限，真正地充實人生。如同念佛的先達們所教示的一般，一旦超越死亡問題，便能夠超越死亡的不安。無論長久也好，短暫也好，人生將無所羈絆。被告知死亡而解決死亡問題的人，從此之後，可以擁有充實的人生，也是這個立場。並非將死亡實體化，而是於原本的、自然的自然法爾的心境中，「死」無論如何會變好起來。為什麼呢？因為已經約定好往生之事，立於無生之生所致。

經常將這件事以生活方式來加以驗證的，是蓮如上人與清澤滿之。

蓮如上人在《御文》中，敘述道：

仔細觀看人們的浮生諸相，一切無可預期的事物，在這世上始終是如幻影一般的一生。啊，現在仍沒聽說有人活了萬歲。一生易逝！至今，誰能保有百年形貌乎？我逝去，人們逝去，不知今日，亦不知明日，晚離世之人，較樹根之水滴、樹梢之露水更為虛無。朝為紅顏夕為白骨，無常的風吹拂，亦即雙眼闔上，一息難耐，紅顏空虛變色，失卻桃李豔容，六親眷屬齊聚，悲嘆哀傷，更有何用？置應作之事不顧，送至野外直至夜半，然只剩白骨，哀愁實愚蠢矣！

接著，又說道：

啊，人類的不可預期這件事，若處於「黃泉路上無老少」的境地，無論何人都應儘快專注於後生的一大事，應該深深地請求阿彌陀佛，應該念佛。唯有「後生的一大事」，才能夠獲得超越死亡的世界。

另外，清澤滿之在《絕對他力的大道》中，也提到：

我們不止有生，我們也有死。我們一併擁有生死。

並且，他也教示著「生死一如」。兩者一致的步伐，是正確地跨越死亡的步伐。無論何者，都是自生命中覺醒，滿足地生存，滿足地迎接死亡。這才是凝視死亡的原因吧！既是畫家也是陶藝家的佐藤勝彥先生，因肺結核入院時，看到在院中認識的朋友過世，說了以下這段話：

他，突然吐血，在一瞬間死去了。原本我們約定明天一起去外面散步的。他變成黃色的身體，好像圓木一般。我看著他可憐的姿態，啊！就是這個，這是正身，人類，或許這就是人類的正身也說不定，不禁令我想起從小至今遭遇到的人們離開世間的事情。我撫摸著他僵硬的身軀，心想著到此一切就結束了嗎？就在那個時候，啊！所謂的自己這個個體是活著的，我還活著，這樣的不可思議的感動，貫穿我全身。看著他的屍體，在無人的病房中，我被異常的感動團團圍住。我是活著的！我可以活動！彷彿身體漂浮在空中一般的歡喜充滿我心。這是怎麼一回事？他的鼻子被塞著脫脂綿，蜷縮著僵硬地躺在床上；在他的旁邊，是大受感動的我。雖然很對不起他，但我感到彷彿漂浮在空中的感動。我仍然被賦與生命，我被允許著，我還活著，好棒，好棒！一想到是否已為他合掌祈禱，悲傷倏地飛走，回到自己的病房，我異常興奮地眺望著四周。在一片嘈雜的喧嚷中，我靜靜地笑著。體會著被賦與生命，凝視著現在。自己被賦與精采的生命，不經意地眺望窗外，從沒見過的閃耀，在群樹的樹葉上閃動著。從那一天開始，感謝又感動的日子開始了。

這也是藉由直接面對死亡，將身邊發生的死亡視為「我的死」，而展開的立場。凝視著無論何時死亡也絕非不可思議的自我之死，在破除生的妄想處，我開始了真正的人生。那是已覺醒的前人們一視同仁地教示的重點所在。

後記

所謂佛教，原本是以解脫生死、出離生死為目的的自我學習。筆者因為身邊發生悲傷事件的機遇，更是不得不探討這件事；同時，那也是筆者多年來學習親鸞佛教的課題。由於筆者懷著與他人共有那課題、共同學習那課題的志願，於去年夏天，以成立「探討生死問題研究會」的方式，予以具體化。結果，超出我所預期的，有許多的人士前來參加，令我非常驚訝；同時，也重新體會到這個問題的普遍性，及其對佛教的期待。

本書是由本研究會自一九八八年七月至一九八九年二月份為止的例行會議的演講錄，再加入編者的一篇文章（岡崎別院市民講座）後，潤飾修訂而成的。在例行會議演講及發表的人，大都是從加入本會並舉行過演講的人之中，選出數位；除此之外，還特地從新潟、東京、京都等地各請託一名人士前來協助。由於是志工性質，所以在財務方面很是困難，前來演講及發表的人士，都是與筆者個人有所交情，及對這個運動有所共鳴人士，所以幾乎只支付他們交通費而已。藉此機會，特致謝忱。另外，季羽倭文子老師的文章是與同朋學會共同舉辦時記錄下來的稿子，在此也特別向允許本書將之刊載出來的學會諸先生們，致上謝意。

還有，平日以志工方式，實際地協助本會營運的同朋大學田代學會的學生們、學長諸君，以及筆者在同朋大學進行研究活動時，認為筆者的研究可以增長同朋大學的建校精神，而讓筆者使用會場、設施、事務機器等的大學當局的寬大態度，由衷致謝。

說來本研究會的活動受到很多人的堅定支持，同時，也令我深知，他們將是使我繼續支持下去的力量。

有人說二十一世紀是生命文化的時代，並且，也將朝著精神文化前進著。生命雖是人類原始的課題，然而，現在它更成為一個大課題。而生命的問題，是所有問題的根本。和平、人權、醫療、教育、福祉等，所有這一切都是根本。也就是說，藉由凝視生與死，可以自生命的尊嚴、人類的尊嚴中覺醒。藉由探詢生命、覺醒於生命，可以重新找回人類的本性。然後，可以有尊嚴地走完人生。這是所有參加本研究會人士的共同想法。

本書的付梓，若能讓更多人共享這個課題，有更多的人自生命中覺醒的話，便會令我喜不自勝。

最後，對於協助本書出版的同朋舍出版編輯部的檀特隆行、大隈真實，及克伊克斯公司的松葉洋一先生，在此謹表由衷的感激。

探討生死問題研究會（毘訶羅研究會）代表　田代俊孝
一九八九年六月

作者簡介

田宮　仁

一九四七年生於日本新潟縣。大谷大學研究院博士後課程結業，佛教大學佛教社會事業研究所研究員，安養院協會本部（新潟）總召集人。

著作：《內心的安寧》（合著、同朋舍出版）等。

池田勇諦

一九三四年生於日本三重縣。東海同朋大學畢業，大谷大學研究院博士課程結業，同朋大學校長，本研究會顧問。

著作：《改悔文考察》（東本願寺出版部）、《完整的立腳處》（法藏館）等。

藤原了信

一九三五年生於日本愛知縣。名古屋大學醫學院畢業（內科），本山診所藤原內科院長。

季羽倭文子

一九三〇年生於日本福島縣。曾任日大板橋醫院訪問護士室室長、日本護士協會常任理事，目前主持安寧照顧研究會。

著作：譯著拉馬頓《死的看護》、合著《心身醫學手冊》等。

四廣慶子

一九三四年生於日本岐阜縣。家庭主婦、前愛知縣醫師會安城准護士學部教務主任。

森　泰樹

一九一〇年生於日本熊本縣。名古屋大學醫學院畢業（內科），豐橋市民醫院名譽院長、豐橋文化協會會長，愛知醫科大學理事長。

瀨邊信惠

一九二三年生於日本愛知縣。前監獄官、任職於保護司。

著作：《教誨指針》分擔執筆（東本願寺出版部）。

畝部俊英

一九三七年生於日本愛知縣。大谷大學文學院畢業，名古屋大學研究院博士課程結業，同朋大學文學院院長。

著作：《佛陀的生涯》（合著、講談社）。

高橋道子

一九四四年生於日本神奈川縣。名古屋日赤高等學院畢業，名古屋日赤護士研修所結業，名古屋第一日赤醫院小兒科護士長。

小笠原亮一

一九三四年生於日本青森縣。京都大學研究院結業，曾任大谷高等學校教師，現任日本基督教團北白川教會牧師。

著作：《在某個被歧視的部落》（日本基督教團出版局）等。

編　者

田代俊孝

一九五二年生於日本滋賀縣。大谷大學研究院博士後課程結業，同朋大學副教授，本研究會總召集人。

著作：《追求寬廣世界——開啟拒絕上學之心的歎異抄》（每日新聞社）、《親鸞的生與死——站在死亡預備教育的觀點》（法藏館）等。

生死學叢書書目

揮別癌症的夢魘

羽生富士夫／著
何月華／譯

癌症是現代人健康的頭號殺手，您對癌症認識多少？癌症等於絕症嗎？不幸罹患癌症的話，要如何面對死神的挑戰？具有「上帝之手」美譽的日本名醫，以他個人的切身經驗，懇切地告訴大家，以知識對抗癌症的重要，以及許多與癌症有關的預防、醫療等方面正確的觀念，是重視保健與生命品質的現代人必看的著作。

無生死之道

盛永宗興／著
郭敏俊／譯

面對人生的生老病死，您作何感想？對於世間一切的生生死死、死死生生，感到迷惑不解嗎？請聽日本著名禪師盛永宗興娓娓道來，以生活化、深入淺出的例子，帶領我們參透生與死的迷霧，體會「一期一會」、「遊戲三昧」的生命哲學，活在每一刻當下，生死將不再是人生痛苦的代名詞。

凝視死亡之心

岸本英夫／著
閻正宗／譯

本書是日本已故宗教學者岸本英夫與癌症搏鬥十年的心路歷程。當獲知罹癌，並被宣判只剩半年壽命後，他除了接受必要的手術治療外，也開始思索生命的本質，並陸續寫下手術前後，他在死亡威脅下的心理調適和哲理思考，他也因此將肉體生命從半年延長為十年。這其中艱苦的奮鬥歷程，句句珠璣，斑斑血淚，值得品味。

美國人與自殺

赫華德・庫盧諾／著
孟汶靜／譯

本書從心理、文化的角度探討美國人的自殺行為，並以十分具有啟發性的方式，陳述出過去三百年來西方社會對自殺行為的探索過程。作者成功地綜合了西方各學派分歧的自殺行為理論，而發展出一套嶄新且具有說服力的論點，在心理與歷史學界贏得極高的評價，對研究早期華人移民的自殺行為亦有助益。

宗教的死亡藝術

肯內斯・克拉瑪／著
方蕙玲／譯

本書以比較性、宗教性的方法，探討世界主要民族與宗教關於死亡、死亡的過程以及來生等等課題所採取的態度與做法。讀者將可發現，書中所列舉的每一項宗教傳統，都在指導它的實行者，不僅在死亡前，同時就在死亡的片刻裡，就能技巧地掌握死亡。死亡可說是一門牽涉到肉體死亡與再生經驗的宗教性藝術。

禪僧與癌共生

鈴木出版編輯部／編
徐明達
黃國清／譯

一位因罹患癌症而被宣告只剩三年生命的禪僧，如何活在癌症的病魔下，如何掌握人世間的生死，將餘生投注在什麼地方？本書即是與已故荒金天倫老和尚（日本臨濟宗方廣寺第九代管長）交往過的人，藉他們的證言撰集而成的報導文學，將老和尚以三年餘生充實為精神上三十年的生命風采，再度活現於紙上。

死亡的科學

品川嘉也／著
松田裕之／著
長安靜美／譯

人為何一定得經歷死亡？老年是否真的是人生的累贅？「腦死」就意味著「死亡」嗎？……這些疑問，在本書中都有詳盡的討論與解答。作者從生物學的角度出發，探討與生物壽命有關的種種議題，進而提出人類面對生死問題時應有的認識與態度，是一本將死亡學提昇到科學研究的難得之作。

死亡的真諦

小松正衛／著
王麗香／譯

當被問到：「如果人生可以重來一次，你希望擁有怎樣的人生？」多數的回答可能是出身好家庭，擁有高學歷，事業穩固，平安幸福過一生。但本書作者卻說：「世間非常艱苦，人生難行，但一路行來的人生，我還想再走一次。」是什麼樣的經歷與啟示，讓他如此達觀？請隨著作者一路前行，游入古聖先知的智慧大海……。

輪迴與轉生

石上玄一郎／著
吳村山／譯

「生死事大」，為了探究它，各種哲學與宗教已提出了許多答案，「輪迴轉生」便是其中之一。這種思想出人意料地貫通東西方，幾乎發生於同一時代。它的起源如何？呈現出那些面貌？果真能解決「生死」問題嗎？這些在本書中都有廣泛而深入的探討。

生與死的雙重變奏

齊格蒙・包曼／著
陳正國／譯

意識到必朽（死亡）與對不朽的追求，深深影響著人類的生命策略。人類社會建制與文化面向的型塑過程中，更存在著「解構」必朽與不朽的辯證和互動關係。而在「現代」和「後現代」社會，這種「解構」又出現了有別於「前現代」的許多變奏。且看包曼教授如何透過集體潛意識的心理分析，從不同角度詮釋「死亡社會學」。在必朽與不朽之間，您將重新認識現代人的社會與文化。

透視死亡

大衛・韓汀／著
孟汶靜／譯

本書所探討的論點，主要有下列幾點：一、在什麼樣的情況下，個體才算死亡？二、末期病人有沒有權利決定自己的生與死？三、器官捐贈能不能得到社會大眾的認同，進而成為一件普遍的事？作者以平鋪直敘的方法，為每一個論點作了總整理，提供讀者許多寶貴的資料與觀念，在臨終與死亡尊嚴等議題的探討上，能有進一步的認識。

看待死亡的心與佛教

田代俊孝／編
郭敏俊／譯

本書由八篇演講記錄構成，內容包括親人死亡的感受、個人的瀕死體驗、對死亡的心理準備、佛教的生死觀等，發表者有僧侶、主婦、文學家、醫師、佛教學者等不同人士，從各個角度探討死亡問題。正如主辦演講的日本「探討生死問題研究會」宗旨所示，如何在老、病、死的人生當中，正視死亡的事實，學習超越死亡的智慧，讓人生更加充實，是現代人的切身課題，值得大家一同來探討。

生命的終結

阿爾芬思·德根
早川一光
寺本松野
季羽倭文子／著
林雪婷／譯

在面對末期病患或臨終的人，甚至是自己生命的終結時，我們能做些什麼？該做些什麼？是本書所要探討的主題。四位作者分別從死亡準備教育、醫療與宗教、臨終看護等專業的角度，提供他們寶貴的經驗與意見，是關心此一議題的讀者最佳的參考。透過討論死亡，了解死亡，我們的生命必能更加美好。

從容自在老與死

日野原重明
早川一光
信樂峻麿
梯實圓／著
長安靜美／譯

隨著高齡化社會逐漸到來，種種老年心理與生活的調適、老年疾病的醫療、安寧照護等等問題，一一浮上檯面，這也是每個家庭和個人都要面對的問題。本書從接受老與死、佛教的老死觀、老年與疾病、末期照護等等角度，提出許多觀念與作法。藉由思考生命末期與老和死的種種課題，期望每一個人都能獲得一種從容自在的智慧與人生。

生與死的關照

村上陽一郎／著
何月華／譯

死永遠超越我們人類的「理解」，人類如果不能體認這個事實，醫療便會陷入「器官醫學」的窠臼之中。作者透過對現代醫療種種問題的根本探討，如醫療倫理、醫院內部感染、器官移植、安樂死、腦死、告知權、愛滋病等，重新思考生為何物？死為何物？什麼才是正確的醫療？觀念新穎，析理深刻，是您不可錯過的一部「現代醫療啟示錄」。

超自然經驗與靈魂不滅

卡爾・貝克／著
王靈康／譯

自古以來，人類對來生的想像便不曾中輟。「第六感生死戀」、「穿越陰陽界」等電影的風行，正反映現代人對轉世與投胎的濃厚興趣。但西方的唯物論和科學主義卻斥為迷信，到底孰是孰非？本書即在透過科學化的研究，深入探討死亡過程的異象與靈魂不滅的假設。顯像、附體、前世記憶、臨終體驗等現象是真是假？當生命結束後，人類某些「重要特質」會繼續存在嗎？本書有您想知道的答案。

超越死亡

霍華德・墨菲特／著
方蕙玲／譯

莎士比亞稱死亡為「未被發現的國土」，因為尚無人能像哥倫布發現新大陸一樣，在造訪該地之後回來向世人述說他的經歷。但自莎翁時代以降，有關這項古老秘密的研究工作，已有不一樣的風貌，本書即是其中的佼佼者。作者透過宗教、哲學、神秘主義以及經驗證明等比較觀點來檢視死亡，為我們揭開死後生命世界的奧秘。

生命的安寧

鈴木莊一等／著
徐雪蓉／譯

有別於一般病人，末期病人的醫療與照顧，需要我們投注更多的關懷與付出，才能幫助病人安寧地走完人生。本書六位作者分別站在醫療與宗教的角度，透過親身體驗，以「從初期護理看末期醫療與宗教」、「宗教對醫療之重要性」、「佛教福利與末期護理」、「日本療養院的宗教與醫療」為題，提出他們的看法，值得大家參考。

從癌症體驗的人生觀

田代俊孝／編
徐明達
黃國清／譯

當遭逢周圍親友身故，或曾經體驗死亡經驗時，對人生與事物的看法，將會有所改變，尤其有過癌症體驗的人更是如此。本書即是日本「探討生死問題研究會」以此為主題所收集的八篇演講實錄編輯而成。癌症雖可怕，卻也是生命的一大轉機。「向癌症學習」、「向死亡學習」，這樣的人生經驗，彌足珍貴。

心靈治療

佐佐木宏幹等／著
李玲瑜／譯

面對生死問題，人類的反應模式和其自身的「世界觀」有著密不可分的關係。自古以來，民俗宗教在醫療上所佔的地位，更是舉足輕重。但在宗教與醫療各自分工的現代社會，這種現象是否依然存在？民俗宗教與現代醫療如何相輔相成？信仰與精神醫學有何互動關係？新興宗教在日本社會又扮演何種角色？這些在本書中都有深入而廣泛的探討。

死而後生

田代俊孝／編
吳村山／譯

為了充實自我的人生，也為了能與面臨死亡的人同其感受，一起超越死亡的痛苦，深入探討死與生，不是很重要嗎？秉持這個宗旨，日本「探討生死問題研究會」定期舉辦研討會，並將演講內容彙集刊行，本書即其成果之一。正視死亡，才能讓生命更加充實。由生而死，從死看生，正有待我們認真玩味思索。

生命的抉擇

藤井正雄等／著
陳玉華
李金玲／譯

器官移植牽涉的層面極廣，它與人們的生死觀、民俗宗教信仰和對遺體的看法都有密切的關係。而不管從宗教、醫療或法律的角度去探討，贊成與反對雙方皆持之有故，不易取得共識。這種情形在日本尤為明顯。本書即是日本「醫療與宗教協會」就此議題所收的四篇專論。對於此一攸關生命的抉擇，您有何看法？本書提供您許多思考方向。